Die Anti-Candida-Kur

Brigitta Selen

Die Anti-Candida-Kur
Pilzfrei in 28 Tagen

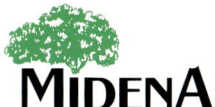

MIDENA

Impressum

Die Autorin:
Brigitta Selen ist Fachärztin für Allgemeinmedizin und Naturheilverfahren.

Die Deutsche Bibliothek –
CIP-Einheitsaufnahme
Selen, Brigitta:
Die Anti-Candida-Kur : pilzfrei in 28
Tagen / Brigitta Selen. -
Augsburg : Midena Verl., 1997
   ISBN 3-310-00403-1

Midena Verlag, Augsburg
© 1997 Weltbild Verlag GmbH, Augsburg
Alle Reche vorbehalten

Fotografie:
Ulrich Kopp, Füssen
Lektorat:
Franz Leipold
Umschlaggestaltung, Layout, Satz und Herstellung:
Eisele & Bulach, Augsburg
Druck und Bindung:
Neue Stalling, Oldenburg

Gedruckt auf umweltfreundlich chlorfrei gebleichtem Papier.
Printed in Germany

ISBN 3-310-00403-1

Inhalt

Was sind Pilze?

Pilze sind eine
eigenständige
Gruppe im
Pflanzenreich.

Jeder kennt Pilze in irgendeiner Form: Schmackhafte Speisepilze wie Steinpilze, Champignons und Austernpilze bereichern unser Essen. Käse wie Camembert und Roquefort reift mittels Pilzen heran. Backwaren und Bier werden dank Bäcker- bzw. Bierhefe hergestellt, die von Hefepilzen produziert werden. Doch was sind Pilze wirklich?

Pilze werden von den Biologen in das Pflanzenreich eingeordnet, wobei sie jedoch eine ganz eigenständige Gruppe bilden. Sie besitzen nämlich kein Chlorophyll wie die grünen Pflanzen und können somit auch keine Energie aus Sonnenlicht herstellen. Aus diesem Grund sind sie darauf angewiesen, ihre Energie aus abgestorbenen Pflanzenteilen oder anderem toten organischen Material zu gewinnen. Pilze sind durch ihre Resteverwertung („Müllabfuhr") ein wichtiges Glied im biologischen Kreislauf, da das entstehende Wasser und Kohlendioxid wieder die Lebensgrundlage für andere Organismen liefern.

Nur wenige Pilz-
arten sind für den
Menschen gefähr-
lich.

Pilze kommen praktisch überall vor. Sie können perfekt in vollkommener Dunkelheit existieren und besiedeln so eine absolute Nische. Der größte Teil eines Pilzes ist unsichtbar. Millionen kleinster Fasern wachsen als unterirdisches Geflecht (= Myzel des Pilzes), aus

dem manchmal ein oberirdischer Fruchtkörper, beispielsweise ein Steinpilz oder Champignon, hervorkommt. Das Myzelwachstum kann gigantische Ausmaße annehmen: Ein Pilz, der sich auf über 600 Hektar Fläche im US-Bundesstaat Washington erstreckt, hält den Rekord als das größte Lebewesen der Erde!

Pilze – Freund oder Feind?

Die genaue Zahl der auf der Erde vorkommenden Pilzarten läßt sich nicht mit Sicherheit bestimmen; sie wird auf über 120000 geschätzt. Davon können nur etwa 100 Arten im menschlichen Körper überleben. Wiederum nur ein kleiner Teil davon kann den Menschen krank machen – diese Pilze nennt der Mediziner „pathogen". *Pathogene Pilze* stammen aus drei verschiedenen Gruppen: Den Hefepilzen, den Schimmelpilzen und den Dermatophyten.

Hefepilze
Die meisten Hefepilze wie die Bäcker- und Bierhefe sind für den Menschen völlig harmlos. Nur wenige Arten können krankheitserregend sein, allen voran die Gattung *Candida*. Zwar existieren

auch in der Candidagruppe viele harmlose Arten, doch der bekannteste Candida-Vertreter, Candida albicans (weiße Hefe), kann zu Krankheiten führen.

Andere Hefepilze wie Candida glabrata, Candida krusei oder Candida tropicalis werden in letzter Zeit häufiger diagnostiziert. Sie stellen ein Problem dar, da sie auf die gängigen Anti-Pilzmittel oft nicht so gut ansprechen.

Schimmelpilze

Auch hier gibt es wieder einige unschädliche, ja sogar nützliche Arten: Man denke nur an all die diversen Käsesorten, deren Geschmack erst durch Schimmelpilzkulturen veredelt wird.

Andererseits gehört zur Schimmelpilzgruppe eine Menge uns bekannter und sehr unliebsamer Pilze, die zum Beispiel über Lebensmittel wie Brot, Joghurt, Quark, Marmelade, Obst und anderes herfallen können. Auch hier ist der sichtbare Pilzbefall nur die Spitze des Eisbergs, denn die Pilzfäden durchziehen das Lebensmittel viel tiefer, als das bloße Auge sieht.

Vorsicht: Schimmelpilzbefallene Lebensmittel sollte man daher immer ganz wegwerfen.

Schimmelpilze produzieren zur Fortpflanzung sogenannte Sporen, die auch unter ungünstigsten Bedingungen hartnäckig viele Jahre, ja sogar Jahrhunderte überleben können. Die Sporen sind deshalb eine gefährliche Infektionsquelle, beispielsweise bei unserer heutigen Biomülltonne. Die Lebensmittelreste sind eine ideale Brutstätte für die Pilzsporen und jedesmal, wenn der Deckel geöffnet wird, wirbeln Millionen von Sporen durch die Luft. Beim Einatmen gelangen die Sporen in die Lungen und können bei Menschen mit geschwächten Abwehrkräften, chronischem Asthma oder Bronchitis zu Lungeninfektionen führen. Deshalb sollte auch der verrottende Naßmüll nicht länger als einen Tag in der Wohnung bleiben.

Schimmelpilzsporen lösen außerdem häufig allergische Symptome aus. Die Quellen der Pilzsporen sind vielfältig: Eine hohe Raumfeuchtigkeit, besonders in schlecht gelüfteten Räumen, läßt versteckt Schimmelpilze wachsen, beispielsweise hinter Tapeten. Häufig sind Klimaanlagen, Luftbefeuchter oder die Erde von Topfpflanzen mit Schimmelpilzen verseucht.

Wer zunehmenden Husten, Luftnot, chronisch verstopfte Nase, ständigen Schnupfen, Krankheitsanfälligkeit oder Verschlechterung eines bestehenden Asthmas bei sich bemerkt, sollte vom Arzt eine Schimmelpilzallergie ausschließen lassen.

Werfen Sie verschimmelte Lebensmittel weg!

Schimmelpilzsporen können Allergien und Krankheiten der Atemwege auslösen.

Dermatophyten

Diese Pilze fühlen sich vor allem auf der menschlichen Haut sowie auf Finger- und Fußnägeln wohl. Zwar sind sie dabei oft außerordentlich hartnäckig und nur mit langer Geduld therapierbar, aber sie sind nicht lebensbedrohlich (wohingegen eine Candida- oder Schimmelpilzinfektion bei darniederliegenden Abwehrkräften durchaus tödlich verlaufen kann).

Dermatophyten können durch abgeschilferte, infizierte Hautzellen übertragen werden. Sie setzen sich direkt auf der Haut fest, durchdringen schließlich die Hautzellen in immer tiefere Schichten und lassen sich deshalb auch nicht mehr abrubbeln. Auch von Tieren kann eine Übertragung zustande kommen, entweder durch direkten Kontakt oder durch wanderndes Ungeziefer, das die Dermatophyten verschleppt.

oder in schwitzenden Hautfalten. Der Mensch kann sich nicht nur von Tieren anstecken. Auch von Mensch zu Mensch ist die Übertragung möglich, z.B. durch Speicheltröpfchen (beim Kuß, bei Benutzung desselben Bestecks). Ein gestillter Säugling mit einer Candidainfektion des Mundes (Soor) kann den Pilz auf die Brustdrüse der Mutter übertragen, was zu einer schweren und schmerzhaften Brustdrüsenentzündung führen kann.

Eine *Darmpilzinfektion* kann bei unsauberen hygienischen Verhältnissen zu Schmierinfektionen führen. Eine Ansteckung ist auch beim Geschlechtsverkehr möglich, wenn die Frau eine Scheidenpilzinfektion oder der Mann eine Infektion im Penisbereich hat. Werden hier nicht beide Partner behandelt, kommt es immer wieder zur wechselseitigen Neuinfizierung.

Wie kommt es zur Hefepilzinfektion?

Hefepilze werden meist durch direkten Kontakt von Mensch zu Mensch übertragen.

Hefepilze gedeihen üppig in einem feuchtwarmen Klima mit gutem Nahrungsangebot. Das können Speisen, feuchte Haushaltstücher oder Schwimmbäder sein. Candida fühlt sich auf und im Körper wohl, z.B. in der Mundhöhle, im Darm

Wie wehrt sich der Körper gegen Pilze?

Während die meisten Mikroorganismen, die wir mit dem Essen schlucken, in dem äußerst sauren Magensaft absterben, sind gerade Hefepilze wie Candida gegenüber der Magensäure äußerst resistent und gelangen, wenn auch in dezimierter Anzahl, durch den Magen in den Dünn- und Dickdarm.

Eine wichtige Barriere gegen die Ansiedlung von Hefepilzen auf der Haut und den Schleimhäuten ist die körpereigene Bakterienflora. Diese Bakterien, die unseren Körper nicht krank machen, verhindern, daß sich Eindringlinge wie Pilze ansiedeln. Die Standortflora kann jedoch durch Antibiotika, Kortison, bei einem geschwächten Immunsystem (etwa durch Krebs oder schwere Infektionskrankheiten) oder durch starken Streß geschädigt sein. Dann können die Pilze in den Lücken der Standortflora schnell Halt finden, indem sie sich mit speziellen chemischen Substanzen an den Schleimhautzellen verankern.

Hat sich der Candidapilz aber erst einmal auf der Schleimhaut festgesetzt, trickst er die Körperabwehr aus.

Körperfremde Zellen werden normalerweise mit bestimmten Abwehrstoffen, den Immunglobulinen, markiert, indem sich diese an die feindlichen Zellen anheften. Derart markierte Eindringlinge werden schnell von den körpereigenen Freßzellen (Makrophagen) erkannt und vernichtet.

Die Hefepilze unterlaufen diese Abwehrstrategie, indem sie die zuständigen Immunglobuline einfach zerstören. Damit werden sie von

der Körperabwehr nicht mehr als Feind erkannt.

Hefepilze besitzen außerdem noch eine zweite Abwehrstrategie: Sie können ihre Oberfläche so tarnen, daß sie vom Immunsystem nicht als fremd erkannt werden. Vielmehr hält sie die Abwehr für körpereigene Zellen und greift sie deshalb nicht an.

Wie äußert sich eine Pilzinfektion?

Pilze können sich an allen Abschnitten des Verdauungstraktes, auf der Haut, im Genitalbereich und in den Harnwegen ansiedeln. Candidapilze lieben es warm und feucht, während sie auf Austrocknung empfindlich reagieren.

Candida in Mund und Rachen

Die Candidainfektion im Mund ist unter dem Namen „Soor" weithin bekannt. Wer darunter leidet, klagt über ein unangenehmes Brennen im Mund, auf der Zunge, am Zahnfleisch oder im Rachen. Klagen über trockenen Mund können hinzukommen. Die Mundschleimhaut ist auffallend gerötet.

In ganz typischen Fällen, insbesondere bei Säuglingen, findet man weißliche Flecken, die sich mit einem Tupfer nicht wegwischen

Körpereigene Bakterien verhindern, daß sich Pilze auf der Schleimhaut ansiedeln.

·················
**Ist die Immunab-
wehr geschwächt,
besteht ein er-
höhtes Risiko,
sich mit Pilzen zu
infizieren.**

lassen. Ein weißer Zungenbelag ist jedoch kein typisches Anzeichen einer Pilzinfektion.

Nun stellt nicht jeder Pilznachweis im Mund einen krankhaften Befund dar, denn ein gesunder und abwehrstarker Mensch hält die Pilze in Schach und kann ohne Folgen mit ihnen leben. Anders dagegen bei abwehrgeschwächten Personen. Bei ihnen können die Pilze durch Verschlucken zur Infektion des Verdauungstraktes und zur weiteren Schwächung der Abwehrkräfte führen.

Risikoerhöhende Faktoren

Folgende Faktoren erhöhen das Risiko einer Hefepilzinfektion:
- Krebs
- Strahlen- und Chemotherapie
- AIDS
- Diabetes
- Dauerhafte Behandlung mit Kortison
- Wiederholte Antibiotikagaben
- Schwere Operationen
- Starke Fehl- oder Mangelernährung
- Ständige, übermäßige Streßsituationen

Auch alte Menschen, deren Immunsystem generell schwächer ist, sowie Säuglinge und Kleinkinder, deren Immunsystem noch nicht voll ausgebildet ist, gehören zu den Risikogruppen.

Neugeborene haben nicht selten einen Mundsoor. Das kann passieren, wenn die Mutter an einem nicht erkannten Pilzbefall des Genitalbereichs leidet, wobei sich das Kind beim Geburtsvorgang infiziert.

Fin erhöhtes Risiko für Mundsoor haben außerdem Asthmatiker, die ein Kortison-haltiges Inhalationsspray benützen. Das Spray schwächt zwar nicht die Gesamtabwehr des Körpers, jedoch kann es im Mundbereich eher zur Pilzbesiedlung kommen.

Dagegen hilft folgender Trick: Spülen Sie nach jedem Inhalieren den Mund- und Rachenraum gründlich mit Wasser aus und putzen Sie die Zähne, damit kein überflüssiges Kortison im Mund verbleibt.

Wird bei obigen Risikopatienten eine Pilzbesiedlung des Mund- und Rachenraumes festgestellt, sollten sie vom Arzt entsprechend behandelt werden.

Candida in der Speiseröhre

Pilzinfektionen der Speiseröhre treten bei den vorher genannten Risikopatienten vermehrt auf. Darüber hinaus kann es bei Personen, die häufig unter Sodbrennen leiden, durch den ständigen Rückfluß von Magensaft in die Speiseröhre zu ausgeprägten Schleimhautschäden kommen, auf denen sich Candida leicht ausbreitet.

Wer unter folgenden Symptomen leidet:
- Sodbrennen, brennender Schmerz hinter dem Brustbein,
- häufiges saures Aufstoßen,
- Schluckstörungen, Schmerzen beim Schlucken,
- Husten, Halsschmerzen nach dem Schlucken,

sollte umgehend den Arzt aufsuchen. Durch eine Spiegelung der Speiseröhre können die erwähnten Erkrankungen und ein Pilzbefall diagnostiziert werden. Eine Pilzbesiedlung der Speiseröhre wird in jedem Fall mit Medikamenten behandelt.

Candida in Magen und Zwölffingerdarm

Pilzinfektionen kommen im Magen wegen des sauren Magensaftes in der Regel nicht vor. Allerdings findet man häufiger Candidapilze in Geschwüren von Magen und Zwölffingerdarm sowie in von Krebs befallener Schleimhaut. Die Pilze gelten jedoch nicht als Krankheitsauslöser, sondern sind wohl eher „Trittbrettfahrer" in der erkrankten Schleimhautregion.

Als Krankheitsauslöser wurde das Bakterium Helicobacter pylori erkannt. Es wird heute mit Medikamenten erfolgreich behandelt. Wenn das Geschwür dann abgeheilt ist, ist auch der Candidapilz verschwunden.

Pilzinfektionen des Darmes

Die massive Candidainfektion des Darmes mit sehr starken, häufig sogar blutigen Durchfällen ist selten und tritt nur bei sehr abwehrgeschwächten Patienten auf.

Wesentlich häufiger findet man hingegen eine mittelgradige Vermehrung von Candida im Stuhl. Dem werden recht uncharakteristische Beschwerden zugeschrieben:
- Verstopfung oder Durchfälle (häufig auch im Wechsel)
- Ausgeprägter Blähbauch

Darmpilze müssen aber nicht immer die Ursache dieser Beschwerden sein. So führt beispielsweise die Zöliakie zu Durchfällen und Blähungen. Der Betroffene kann wegen eines angeborenen Enzymmangels im Darm ein bestimmtes Getreideeiweiß (Gluten) nicht verdauen. Hier ist eine Darmuntersuchung notwendig.

Als weitere Ursache von Blähungen, bis hin zu schmerzhaften Darmkrämpfen, kann die Milchunverträglichkeit gelten. Sie ist bei Erwachsenen nicht selten! Da das milchzuckerabbauende Enzym im Darm fehlt, kommt es nach Milchgenuß zu Blähungen, teilweise auch zu Durchfall. Gesäuerte Milchprodukte werden meist vertragen.

Auch Allergien auf Lebensmittel können Blähungen, Bauchkrämpfe und Durchfall hervorrufen. Das

Beschwerden bzw. Erkrankungen des Darmes können vielerlei Ursachen haben.

kann selbst nach so harmlosen Lebensmitteln wie Nüssen, Äpfeln, Möhren, Sellerie oder verschiedenen Gewürzen auftreten. Die Betroffenen ahnen in den seltensten Fällen, daß ihre Beschwerden durch eine Allergie bedingt sind.

Blähungen entstehen häufig auch durch eine falsche Lebensweise. Wer unter Zeitdruck hastig und unkonzentriert ißt, verschluckt nicht nur übermäßig viel Luft, sondern kaut die Nahrung auch zu wenig. Beides führt zu vermehrten Blähungen. Wer dazu noch einen vorwiegend sitzenden Beruf ausübt, wird durch die Blähungen oft geplagt, da sich der Bauch unangenehm drückend bemerkbar macht. Regelmäßige Bewegung wie Spazierengehen oder Joggen hilft, daß die Blähungen leichter abgehen und der Darm sich normal entleert.

Blähungen entstehen natürlich auch durch blähende Speisen wie Zwiebeln, Knoblauch und Hülsenfrüchte. Doch die wenigsten denken daran, daß die zunehmende vegetarische Lebensweise auch häufiger zu Blähungen führt. Daran ist der steigende Faseranteil aus Vollkorngetreide, Salaten und Gemüse schuld. Da die Fasern im Darm vermehrt Wasser binden, sind die Därme gefüllter, der Bauch fühlt sich häufig praller an. Das ist aber ganz normal!

Blähungen, Verstopfung und Durchfall im Wechsel kommen zudem bei Menschen vor, deren Darm durch die Psyche leicht irritierbar ist. So wie sich manchem Ärger und Streß auf den Magen oder das Herz schlagen, kann auch der durch das vegetative Nervensystem gesteuerte Darm unter psychischen Belastungen leiden und mit Krämpfen, Blähungen, Verstopfung oder Durchfall reagieren.

Das „Colon irritabile" kommt sehr häufig vor. Viele Menschen, die daran leiden, schreiben ihre Beschwerden jedoch einem Darmpilz zu und kurieren oft unnötig und verfehlt einen Candidabefall, der an ihren Beschwerden jedoch unschuldig ist.

Candida im Enddarmbereich

Die Betroffenen sprechen ungern darüber, dabei sind die Beschwerden sehr quälend: Es brennt und juckt am geröteten After. Auch ein juckendes, schuppendes Ekzem kann sich um den After bis in die Gesäßfalte ausbreiten. Die auslösende Ursache sind häufig Candidapilze, die meist aus dem Darm stammen.

Bei Säuglingen kann es vom Po ausgehend zu einer Entzündung der Haut im gesamten Windelbereich kommen. Die Candidainfektion ist damit auf der Schleimhaut im Darm und auf der äußeren Haut.

Candidainfektionen im Genitalbereich

Etwa drei von vier Frauen haben zumindest einmal in ihrem Leben eine Candidainfektion der Scheide mit starkem Juckreiz, Rötung, Brennen und weißlichem Ausfluß. Die Infektion läßt sich mit pilzabtötenden Scheidenzäpfchen oder -salben oder alternativ Tabletten, deren Wirkstoff über den Blutweg von innen her hilft, meist gut behandeln.

Jedoch bei etwa fünf Prozent der Frauen kommt es zu hartnäckigen Rückfällen und wiederholten Scheidenpilzinfektionen. Als mögliche Quelle der Candidapilze muß der Stuhlgang untersucht werden, denn es kann trotz sorgfältiger Hygiene zur Verschleppung von Candida vom Darm aus kommen.

In einer großen Studie wurde festgestellt, daß die Rückfallquote bei Scheidenpilzinfektionen gesenkt werden konnte, wenn ein gleichzeitig vorhandener Darmpilz mitbehandelt wurde.

Candidainfektionen der Blase und Harnwege

Durch eine Schmierinfektion aus dem Enddarmbereich kann es wegen der Nähe des Harnausgangs zur Infektion der Harnröhre und der Blase kommen. Die häufigsten Erreger sind Darmbakterien, während Pilze eher selten vorkommen.

Die Beschwerden unterscheiden sich jedoch nicht: Brennen und Schmerzen beim Wasserlassen, ständiger Harndrang, wobei jedesmal nur wenige Tröpfchen abgehen, blutiger Urin, Schmerzen im Unterbauch, Krämpfe beim Wasserlassen.

Die Urinkultur im Speziallabor stellt die Erreger der Entzündung fest. Im Falle einer Candidainfektion werden pilzabtötende Tabletten verordnet, die über die Blutbahn wirken.

Weitere Beschwerdebilder

Inzwischen wird eine ganze Reihe unterschiedlichster Beschwerden mit dem Vorhandensein von Candida im Darm in Verbindung gebracht. Dazu gehören Heißhungerattacken auf Süßes, wie es der Patient vorher nicht kannte.

Man erklärt sich das folgendermaßen: Da die Pilze für ihren Stoffwechsel Kohlenhydrate brauchen, sorgen sie bei Nahrungsmangel, das heißt, wenn sich nicht genügend Zucker im Darm befindet, auf ihre eigene Art für Nachschub. Die Pilze können einen Botenstoff absondern, der vermutlich wie das Insulin den Blutzuckerspiegel absinken läßt. Gegen das „Unterzuckerungsgefühl" hilft aber nur Essen, am besten leicht verdauliche Kohlenhydrate. So kommen die Pilze schnell an ihren Nachschub.

Heißhunger auf Süßes kann auf Hefepilze im Darm hinweisen.

Patienten mit Darmpilz leiden auch häufig an Verdauungsproblemen. Die Candidapilze verdrängen ja zunehmend die natürliche Darmflora, die für eine reibungslose Verdauung notwendig ist. Die Folge können chronische Verstopfung, aber ebenso auch Durchfälle sein.

Der Stoffwechsel der Pilze wirkt sich vermutlich auch auf die Leber nachteilig aus. Hefepilze können nämlich Zucker zu Alkohol vergären, wobei der entstehende minderwertige „Fuselalkohol" besonders die Leber belastet.

Das kann sich sehr unspezifisch auswirken: Der Betroffene fühlt sich ständig schlapp, müde und oft auch unkonzentriert. Alkohol in Getränken wird plötzlich nicht mehr vertragen.

Auch das Immunsystem kann bei einer Pilzinfektion überlastet sein. Es arbeitet sozusagen ständig auf Hochtouren, weil es die Keime im Darm in Schach halten muß. Wer besonders anfällig für Infekte wie Schnupfen, Entzündung der Nasennebenhöhlen, Bronchitis, Mittelohrentzündung oder Blasenentzündung ist, kann an Darmpilzen leiden.

Viele Ärzte machen auch die Beobachtung, daß sich Allergien, Ekzeme und Neurodermitis beim gleichzeitigen Auftreten eines Darmpilzes verschlechtern.

· · · · · · · · · · · · · · · ·
Hefepilze vergären Zucker zu Alkohol, der die Leber stark belastet.

Wie stellt man Pilze fest?

Bei Pilzverdacht im Mund entnimmt der Arzt von den weißlichen Belägen oder auffallenden Rötungen mittels eines sterilen Tupfers einen Abstrich. Im Speziallabor wird davon eine Pilzkultur angezüchtet.

Beim Verdacht auf einen Scheidenpilz wird von dem Ausfluß mittels eines sterilen Tupfers eine Probe entnommen und untersucht.

Wenn der Verdacht auf eine Pilzinfektion der Blase besteht, muß eine Urinprobe im Speziallabor untersucht werden.

Vermutet man eine Candidainfektion im Darm, muß eine Stuhlprobe untersucht werden. Dabei ist es wichtig zu wissen, daß die Pilze im Stuhl nie gleichmäßig verteilt sind, sondern häufig in Nestern wachsen. Deshalb muß man den Stuhl vor der Entnahme der Proben durchrühren und danach an mindestens vier, besser noch mehr verschiedenen Stellen etwa erbsengroße Portionen entnehmen und in das Probengefäß vom Arzt einfüllen. Danach sollte das Stuhlröhrchen möglichst bald zum Arzt oder direkt an das Speziallabor, das die Pilzkultur anlegt, geschickt werden. Bis dahin darf die Probe nicht warm gelagert werden.

Gelegentlich findet sich trotz des Verdachtes auf eine Pilzinfektion keine Candida im Stuhl. Hilfreich kann dann folgendes Vorgehen sein: Am Abend vor einer erneuten Stuhlprobenentnahme ein Glas lauwarmes Wasser trinken, das mit drei Eßlöffel Obstessig vermischt ist. Dadurch lösen sich häufig die Pilze besser von der Darmwand und erscheinen dann doch in der Stuhlprobe. Einige Tage vor dem Test sollte man keinen Schimmelkäse essen und keinen Kefir trinken. Diese mit (ungefährlichen) Pilzen hergestellten Lebensmittel können im Stuhl eine Hefeart erscheinen lassen, die der krank machenden Hefe Candida albicans zum Verwechseln ähnlich sieht.

Wie behandelt man eine Candidainfektion?

Derzeit wird unter den Ärzten viel diskutiert, ob Candidapilze im Stuhl in jedem Fall behandelt werden müssen. Man findet nämlich mindestens bei zwei von drei Menschen mehr oder weniger dieser Pilze in Stuhlproben. Zudem nimmt jeder gesunde Mensch mit der Nahrung immer wieder Hefen auf, die sich in geringer Zahl im Darm festsetzen und bei genauem Suchen auch feststellen lassen.

Deshalb sollte man Hefepilze erst dann behandeln, wenn sie in hohen Konzentrationen im Stuhl auftreten und der Betroffene auch Beschwerden hat, die mit der Pilzbesiedlung in Verbindung zu bringen sind. Geringe Pilzmengen sind dagegen bei Gesunden kein Anlaß zu einer Behandlung.

Eine Anti-Pilz-Therapie besteht meistens aus einer Kombination von Diät und Medikamenten. Idealerweise wird zudem das angeschlagene Immunsystem mit bestimmten Präparaten gestärkt. Bei einem leichteren Hefepilzbefall reicht es häufig aus, die Hefepilze durch eine Ernährungsumstellung und mit immunsteigernden Maßnahmen zu unterdrücken. Bei einem stärkeren Pilzbefall sind pilzabtötende Medikamente zusätzlich nötig.

Das Ziel der Behandlung ist es, die Pilze im Darm drastisch zu reduzieren, bis die damit verbundenen Beschwerden gebessert sind.

Beachten Sie: Die Ernährung muß auch zukünftig auf vollwertig umgestellt werden, damit sich die Pilze nicht wieder vermehren können.

Medikamente
Die gebräuchlichsten Tabletten enthalten die Substanz Nystatin, die bereits seit 45 Jahren bekannt ist. Sie entstammt einer Bakterienart,

Eine Candida-Infektion wird mit Medikamenten und einer geeigneten Diät behandelt.

die Nystatin als Abwehrstoff gegen die Pilze produziert. Nystatin hat den unschätzbaren Vorteil, daß es nur örtlich im Darm wirkt und nicht in das Blut übertritt. Wegen der fehlenden Nebenwirkungen wird das Mittel bestens vertragen und kann sogar Schwangeren verabreicht werden.

Nystatintabletten müssen genau nach Anweisung des Arztes eingenommen werden. Die durchschnittliche Menge sind täglich dreimal je 2 Tabletten (à 500 000 Einheiten Nystatin) nach den Mahlzeiten. Die Dauer der Einnahme richtet sich nach der Schwere des Pilzbefalls. Meist müssen die Tabletten aber mindestens 14 Tage lang eingenommen werden.

Da die Tabletten nur die Pilze im Darm vernichten, müssen zusätzlich auch der Mund und die Speiseröhre mitbehandelt werden, da sie sonst eine ständige Quelle neuer Pilzinfektionen sind. Dazu verordnet der Arzt eine Nystatinlösung. Jeweils nach dem Essen sollten die Zähne geputzt und danach der Mund mit der Lösung gespült werden. Schließlich wird die Lösung geschluckt. Vor dem Schlafengehen sollte man die letzte Portion Nystatinlösung schlucken.

Denken Sie bitte daran, daß Ihre Zahnbürste eine Quelle wiederholter Pilzinfektionen sein kann. Wechseln Sie daher zu Beginn der

Behandlung und dann jeweils wöchentlich Ihre Zahnbürste aus. Stellen Sie sie über Nacht in eine desinfizierende Lösung. Reinigen Sie Ihre Zähne täglich gründlich. Das gilt auch für Zahnprothesen. Kariöse Zähne können auch ein Schlupfwinkel für Hefepilze sein, ebenso Zahnstein. In diesen Fällen sollte das Gebiß gründlich saniert werden.

In seltenen Fällen wirkt Nystatin nicht ausreichend stark, beispielsweise wenn die Hefepilze in großer Menge vorliegen oder schon resistent sind. In diesen Fällen stehen Reservemittel wie Amphotericin B und Natamycin zur Verfügung.

Die Anti-Pilz-Diät

Beginnen Sie die Diät gleichzeitig mit der Tabletteneinnahme, denn nur so können Sie einen starken Pilzbefall besiegen.

Die Diät hat ihre Grundlage im Stoffwechsel der Hefepilze. Je mehr leicht verdauliche Kohlenhydrate mit der Nahrung aufgenommen werden, desto besser vermehren sich die Hefen im Darm.

Verzicht auf Zucker ist nötig
Der oberste Grundsatz der Diät lautet: Verzichten Sie auf Zucker

und zuckerhaltige Lebensmittel, denn Pilze mögen Süßes! Zucker ist in jeglicher Form tabu!

Bei reichlichem Angebot an leicht verdaulichen Kohlenhydraten wie Zucker können sich die Pilze rasant vermehren: Sie verdoppeln bis zu dreimal pro Stunde ihre Anzahl! Deshalb besteht eine sinnvolle Anti-Pilz-Behandlung nicht nur aus Medikamenteneinnahme, sondern auch aus einer speziellen Diät, die für die Pilze zur Mangelernährung wird.

Versteckte Zucker

Zucker versteckt sich in den Lebensmitteln häufig unter verschiedenen Namen. Der weiße Haushaltszucker (Kristallzucker oder Saccharose) ist ebenso tabu wie Traubenzucker, auch Glukose oder Dextrose genannt.

Fruktose ist gleichbedeutend mit Fruchtzucker und ebenfalls tabu. Da alle Obstsorten ihren süßen Geschmack dem Fruchtzucker verdanken, müssen Sie während der Diät auch auf Obst verzichten!

Ein versteckter Zucker ist der Malzzucker (Maltose). Er wird häufig in Backwaren und im Bier verwendet.

In Fertigprodukten kommen zukkerhaltige Stoffe unter den Namen „Glukosesirup" und „Maltodextrin" vor. Auch sie sind während der Diät tabu.

Leider dürfen Sie auch nicht auf natürliche Süßungsmittel wie Honig, Obstdicksäfte oder Sirup ausweichen, da sie den Pilzen ebenfalls leicht verwertbare Zuckermoleküle liefern. Das gleiche gilt auch für Diabetikerzucker (Sorbit, Mannit, Xylit). Diese zuckerähnlichen Stoffe können die Pilze gut verwerten.

Milchzucker als Alternative

Der Verzicht auf den süßen Geschmack wird vielen recht schwer fallen. Als Ausweichmöglichkeit bietet sich Milchzucker an, der allerdings nicht den intensiv süßen Geschmack von weißem Zucker hat. Milchzucker (Laktose) kommt in Milch und Milchprodukten reichlich vor. Candidapilze können ihn nicht verwerten. Deshalb ist er in der Diät erlaubt.

Ein weiterer positiver Nebeneffekt von Milchzucker: Er ernährt die natürlichen Darmbakterien, die Gegenspieler der Pilze, und sorgt so für eine gute Darmflora.

Milchzuckersirup eignet sich zum Süßen: Dazu lösen Sie vier Eßlöffel Milchzucker in einer Tasse kochendem Wasser auf und lassen den Sirup erkalten.

Wem Milchzucker nicht süß genug ist, der kann notfalls flüssigen Süßstoff aus Aspartam, Cyclamat oder Saccharin benützen. Verwenden Sie ihn aber sparsam, da es sich um ein künstliches Produkt handelt.

Verzichten Sie auf Zucker in jeglicher Form.

Wenn Sie unbedingt süßen möchten, dann verwenden Sie Milchzucker.

17

Stärkehaltige Lebensmittel sind tabu – außer sie enthalten viele Ballaststoffe.

Was ist von Stärke und Ballaststoffen zu halten?

Stärke schmeckt zwar nicht süß, aber sie ist aus einer Kette von Zuckermolekülen aufgebaut. Candidapilze können diese Kette zerlegen und sich davon ernähren. Verzichten Sie deshalb während der Diät auf stärkehaltige Weißmehlprodukte wie Brot und Gebäck. Auch Nudeln und weißer, geschälter Reis sind tabu.

Etwas anders sieht die Situation aus, wenn das stärkehaltige Lebensmittel zugleich viele Faser- und Ballaststoffe enthält. Die Ballaststoffe, die von den Pilzen nicht verdaut werden können, bilden eine Barriere, wodurch die Stärkemoleküle sehr viel langsamer zerlegt werden können. Die Ballaststoffe beschleunigen zudem den Transport der Nahrung durch den Darm, so daß die Pilze wesentlich weniger Nährstoffe abbekommen.

Besonders Hülsenfrüchte mit ihrem sehr hohen Ballaststoffgehalt liefern sehr schwer verdauliche Kohlenhydrate und können in Maßen in der Diät genossen werden. Nachteilig ist für viele jedoch die Förderung von Blähungen. Die groben Partikel von Ballaststoffen, aber auch rohes Gemüse, wirken zudem wie eine Bürste im Darm, indem sie die an der Darmwand festheftenden Pilze regelrecht abrubbeln. Viele unverdauliche Pflanzenbestandteile dienen zudem dem Aufbau einer guten Darmflora, den natürlichen Konkurrenten der Pilze.

Getreide und Brot in der Anti-Pilz-Diät?

Brot oder Brötchen, Gebäck oder Kuchen aus ausgemahlenem Weißmehl sind in der Diät tabu, da die enthaltene Stärke ein idealer Nährstofflieferant für die Pilze ist. Achten Sie aber auch auf dunkel aussehende Brote oder Brötchen, die häufig nur mit Zuckercouleur oder malzhaltigem Sirup gefärbt sind und damit „gesund" aussehen sollen. Sie sind ebenso ungeeignet wie Brot, das sichtbar Körner enthält, denn häufig ist der Teig doch nur aus ausgemahlenem Mehl.

Kaufen Sie nur Brot oder Brötchen, die zu 100 Prozent aus Vollkornmehl oder -schrot bestehen (Sie erhalten sie am ehesten im Bioladen). Durch den hohen Ballaststoffgehalt können die Darmpilze die Stärke nicht so leicht verdauen. Empfehlenswert sind Vollkornroggenbrot, das mit reinem Natursauerteig hergestellt wurde, und Vollkornknäckebrot. Da Brot aber als Kohlenhydratquelle die Pilze ernährt, sollten Sie Brot nicht täglich essen, sondern mehr als leckere Besonderheit und dann nur in kleinen Mengen.

Verzichten Sie während der Diät auf Kuchen aus Vollkornmehl, um das Pilzwachstum nicht zu fördern. Wenn Sie gerne Nudeln essen, sollten Sie immer nur Vollkornnudeln wählen und diese wegen des Stärkegehaltes auch nur hin und wieder servieren.

Kartoffeln

Kartoffeln sind zwar stärkehaltige Lebensmittel, doch sie enthalten gleichzeitig Ballaststoffe. Deshalb dürfen Sie sie in Maßen verzehren. Kartoffeln liefern viele hochwertige Nährstoffe, sind kalorienarm und sehr leicht verdaulich. Insgesamt sind sie in der Diät empfehlenswerter als Brot.

Gemüse

Gemüse ist ein Hauptbestandteil des täglichen Speiseplanes. Optimal ist eine Portion gegartes Gemüse und zusätzlich eine Portion Rohkostsalat täglich. Gemüse ist ein üppiger Nährstofflieferant und enthält genauso viele Vitamine wie Obst. Da Gemüse jedoch im Gegensatz zu Obst kaum Kohlenhydrate liefert, ist es für die Pilzdiät optimal. Die reichlich enthaltenen Ballaststoffe putzen förmlich den Darm aus, damit werden auch die Hefepilznester entfernt.

Gemüse ist außerdem der Hauptlieferant der sogenannten „sekundären Pflanzeninhaltsstoffe", die erst seit einigen Jahren intensiv erforscht werden. Obwohl man nur wenige von ihnen derzeit kennt, ist ihnen allen gemeinsam, daß sie das Immunsystem wirksam unterstützen. So erkranken Menschen, die reichlich Gemüse verzehren, wesentlich seltener an Krebs!

Wählen Sie möglichst Gemüse aus biologischem Anbau, da die Schadstoffbelastungen geringer sind. Angeschimmeltes Gemüse werfen Sie am besten als Ganzes weg, da sich die Schimmelpilze für das Auge unsichtbar in der Tiefe ausbreiten.

Knoblauch, Zwiebeln, Lauch, Rettich, Radieschen, Meerrettich und Kresse haben Inhaltsstoffe, die den Pilzen schaden.

Die besonderen Pilzfeinde

Besonders hilfreich gegen Pilze sind verschiedene Inhaltsstoffe von Knoblauch, Zwiebeln, Frühlingszwiebeln, Lauch (Porree) sowie Schnittlauch. Besonders Knoblauch und Zwiebeln sollten Sie möglichst oft roh verzehren (über Salate streuen oder zuletzt an fertige Saucen geben).

Weitere wichtige Pflanzen im Kampf gegen die Pilze sind Rettich, Radieschen, Meerrettich und Kresse. Sie enthalten Senföle, die das Pilzwachstum stark hemmen. Verwenden Sie Meerrettich möglichst frisch gerieben, dann wirkt er am wertvollsten. Kresse gibt es als Gartenkresse oder Brunnenkresse. Garnieren Sie möglichst oft Ihren

Die Senföle im Weißkohl töten die Pilze ab.

Salat mit einer Handvoll frischer Kresse. Bewahren Sie die Kressebeete im Kühlschrank auf und verbrauchen Sie sie in kurzer Zeit, um Schimmelpilzbildung zu vermeiden.

Als weiterer Helfer im Kampf gegen die Darmpilze dient Weißkohl, der keimtötende Senföle enthält. Der vitaminreiche Weißkohl schmeckt frisch geraspelt als Weißkrautsalat oder vergoren als Sauerkraut, dessen Milchsäure eine gesunde Bakterienflora im Darm fördert. Die reichlichen Ballaststoffe helfen zudem, die Hefen aus dem Darm zu räumen. Kaufen Sie möglichst frisches, rohes Sauerkraut aus dem Reformhaus oder Bioladen.

Keimlinge und Sprossen aller Art sollten Sie während Ihrer Anti-Pilz-Diät nicht verzehren. Durch die Wärme und Feuchtigkeit, die die Sprossen zum Wachsen brauchen, können sich die allgegenwärtigen Pilze rasant vermehren – und gerade das wollen Sie mit Ihrer Diät ja bekämpfen. Auch selbstgezogene Sprossen können Sie nicht pilzfrei halten.

Obst enthält Fruchtzucker und ist während der Diät tabu.

In den Rezepten wird häufig Gemüsebrühe verwendet. Es gibt sie fertig als Brühwürfel oder Granulat zu kaufen. Sie können aber auch selbst eine Gemüsebrühe kochen und portionsweise in saubere Schraubgläser gefüllt einfrieren.

Gemüsebrühe

- 2 Zwiebeln, grob gehackt
- 2 Knoblauchzehen, fein gehackt
- 1 große Stange Lauch, in Ringen
- 3 Möhren, große Stücke
- 1 Stück Sellerieknolle, in Würfeln
- 1 Petersilienwurzel, in Würfeln
- 1 Bund Petersilie, grob gehackt
- 1 Lorbeerblatt
- 2 Nelken
- 1 Zitronenscheibe
- etwas Salz

Alle Zutaten mit 2 Liter kaltem Wasser zum Kochen bringen und bei ganz milder Hitze 1 Stunde köcheln lassen. Die Brühe abseihen, das Gemüse dabei noch etwas ausdrücken.

Verzichten Sie auf Obst!

Obst verdankt seinen süßen Geschmack dem reichlich enthaltenen Fruchtzucker – und genau der ist die beste Futterquelle für die Pilze. Deshalb müssen Sie auf Obst während der Diät verzichten. Lediglich Zitronensaft und gelegentlich ein saurer Apfel sind erlaubt. Auf Fruchtsäfte (auch solche ohne Zuckerzusatz), Kompotte, Trockenobst wie Rosinen und Marmeladen müssen Sie ebenso verzichten. Einen Vitaminmangel müssen Sie jedoch nicht befürchten, da Gemüse und Salate genauso die nötigen Vitamine liefern.

Fleisch und Fisch sind erlaubt!

Fleisch und Fisch sind in der Diät erlaubt, da sie keine Kohlenhydrate enthalten. Allerdings sollten Sie sich damit nicht mästen, da sie neben Eiweiß auch Cholesterin und Purine liefern, was die Arterienverkalkung bzw. die Gicht fördert.

Zwei- bis dreimal pro Woche eine Fleischmahlzeit und ein- bis zweimal pro Woche eine Fischmahlzeit von jeweils 150 bis 200 Gramm sind genug. Vergrößern Sie in Zukunft die Gemüseportion, denn die übliche Beilagengröße ist nach Meinung von Ernährungsfachleuten viel zu klein.

Panierte Fleischgerichte oder mit Mehl gebundene Soßen sind für die Diät absolut ungeeignet. Essen Sie möglichst wenig Wurst, da in ihr viele Fette und undeklarierte Inhaltsstoffe stecken. Selbst Zucker kann in der Wurst versteckt sein!

Meeresfisch ist wegen seiner Nährstoffe wie Jod, Omega-3-Fettsäuren, Flour und Selen für Ihre Diät günstig, während Süßwasserfische weniger davon enthalten. Übrigens sollten Sie zur Deckung Ihres Jodbedarfs nur jodiertes Speise- oder Meersalz verwenden.

Milch und Eier

Milchprodukte sind in der Anti-Pilz-Diät empfehlenswert. Neben vielen wichtigen Vitaminen, Eiweiß und Spurenelementen liefert hauptsächlich die Milch das für unsere Knochen nötige Kalzium. Der Milchzucker schafft im Darm ein günstiges Klima für die schützende Bakterienflora und hilft damit, die Pilze zu unterdrücken.

Wer auf Milch mit Blähungen oder Durchfällen reagiert, sollte gesäuerte Milchprodukte wie beispielsweise Dickmilch, Buttermilch, Kefir und Quark wählen. Auch Joghurt ist sehr empfehlenswert, besonders dann, wenn er mit den milchsäurebildenden Lactobacillus-acidophilus-Kulturen hergestellt wurde.

Achten Sie jedoch bei allen Milchprodukten darauf, daß sie ungesüßt und ohne Fruchtzusätze sind, denn das würde all Ihre Diätbemühungen zunichte machen. Käse ist prinzipiell erlaubt – aber in Maßen. Käse liefert viel Eiweiß und Fett. Wenn Sie gleichzeitig regelmäßig Fleisch und Wurst verzehren, strapazieren Sie Ihren

···················
Achten Sie bei Milchprodukten darauf, daß sie ungesüßt sind.

•••••••••••••••
Eier sind prinzipiell erlaubt, sollten aber wegen des Cholesteringehaltes nicht täglich verzehrt werden.

Körper mit einem Übermaß an Proteinen und Fett. Das kann einer Reihe von Erkrankungen Vorschub leisten.

Eier dürfen Sie während der Diät genießen, denn sie sind reich an wichtigen Nährstoffen, liefern dabei aber keine Kohlenhydrate. Wegen des hohen Cholesteringehaltes sollten Sie jedoch nicht täglich Eier verzehren.

Tips fürs Frühstück

Speziell das Frühstück bereitet während der Anti-Pilz-Diät häufig ein Problem, muß man doch auf liebe Gewohnheiten verzichten. So sind alle süßen Brotaufstriche verboten – also Marmelade, Honig oder Nußnougatcremes. Ebenso ungünstig sind Brötchen, Brot aus ausgemahlenem Mehl oder Gebäck wie Kuchen, Croissants und Kleingebäck.

Wenn Ihnen die Rezepte der Wochenpläne nicht zusagen, können Sie statt dessen 1 bis 2 Scheiben Vollkornknäckebrot oder 1 Scheibe Roggenvollkornbrot verzehren. Als Brotbelag ist Butter, Käse und gelegentlich Wurst erlaubt. Auch Quark, Kräuterquark und pikante Varianten sind möglich, ebenso dürfen Sie ein Frühstücksei oder andere Eiervariationen genießen.

Auf Obst und Fruchtsäfte wie Orangensaft müssen sie wegen des Fruchtzuckergehaltes verzichten. Erlaubt sind hingegen Gemüsesäfte.

Als Getränk dürfen Sie zwischen Kaffee, Schwarz- und Kräutertees, Milch und Kakao (keine zuckerhaltigen leicht löslichen Kakao- oder Schokoladengetränke!) wählen. Süßen mit Süßstoff ist möglich.

Wer gerne ein Müsli möchte, muß sich eine spezielle Mischung herstellen, denn es darf keinen Zucker, keine Rosinen oder andere Trockenfrüchte enthalten. Auch frisches Obst ist verboten. Nüsse sowie Milchprodukte wie Naturjoghurt sind erlaubt. Cornflakes sind wie andere Getreidefertigprodukte zu vermeiden. Obwohl das Müsli sehr ballaststoffhaltig ist, liefert es eine Menge Kohlenhydrate, die jedoch von den Darmpilzen nur in kleinerem Umfang verwertet werden können. Verzehren Sie das Müsli höchstens jeden zweiten Tag.

Für den Hunger zwischendurch

Gönnen Sie sich keinesfalls hin und wieder ein Stück Schokolade, einen zuckerhaltigen Kaugummi oder einen Keks, denn das kann die Bemühungen von Tagen zerstören. Wenn Sie der Hunger überfällt, sollten Sie ein paar Nüsse knabbern.

Alle pikanten Kleinigkeiten sind erlaubt: Essiggurken, Oliven, eingelegtes Gemüse und Käsestückchen.

Für zwischendurch eignen sich auch Milchprodukte wie Joghurt, Buttermilch, Kefir, Dickmilch, Hüttenkäse oder Kräuterquark.

Die Zwischenmahlzeiten im Rezeptteil sind Ideen für den Hunger am Vormittag oder Nachmittag. Natürlich sind die Rezepte austauschbar. Falls Sie keinen Hunger verspüren, müssen Sie natürlich nichts zwischendurch essen.

Ein Wort zu Desserts

Da Süßes während der Diätphase nicht erlaubt ist, müssen Sie auf Desserts weitgehend verzichten. Doch vielleicht wollen Sie sich nach jeder durchgestandenen Woche einmal belohnen? Für diese besonderen Anlässe finden Sie jeden Sonntag eine zuckerfreie Dessertidee.

Welche Getränke sind erlaubt?

Mineralwasser, Kaffee, Schwarztee, Matetee und Kräutertees sind geeignet. Von letzteren sollten Sie nicht ständig eine Sorte trinken, sondern öfters abwechseln. Gemüsesäfte (ungesüßt!) sind erlaubt, während Obstsäfte wegen des Fruchtzuckergehaltes zu meiden sind (das trifft auch auf selbstgepreßte Säfte zu).

Sie können auch Milch, Buttermilch und Kefir trinken, sollten jedoch die hohen Nährstoffmengen beachten.

Limonaden und Colagetränke sind in Maßen erlaubt, wenn Sie mit den Süßstoffen Cyclamat, Aspartam oder Saccharin gesüßt sind. Andere Süßstoffe wie Sorbit oder Fruktose dürfen jedoch nicht enthalten sein.

Auf alkoholische Getränke sollten Sie in den vier Wochen der Diät verzichten. Der Restzucker in Wein und Sekt sowie der Alkohol generell dient den Hefepilzen als Energielieferant.

Trinken Sie täglich mindestens zwei, . besser drei Liter. Nur so können die Ballaststoffe optimal den Darm reinigen. Trinken Sie hingegen weniger, kann es sogar zur Verstopfung kommen. Die Pilze werden Sie dann um so schlechter los.

Wie lange dauert die Diät?

Sie sollten die Diät möglichst streng vier Wochen lang durchhalten. Danach ist es sinnvoll, etwa ein halbes Jahr lang möglichst wenig Süßes zu essen und weiterhin viele Ballaststoffe zu verzehren. Allmählich dürfen Sie wieder mehr Brot (aber nur als Vollkornbrot) und Obst in Ihren Speiseplan aufnehmen.

Behalten Sie die Grundzüge einer vollwertigen Ernährung möglichst grundsätzlich bei. Dadurch verringern Sie das Risiko eines erneuten Candidabefalls.

Trinken Sie mindestens 2 bis 3 Liter pro Tag, um die Darmtätigkeit anzuregen.

Immunstärkende Maßnahmen

Nach der Anti-Pilz-Kur ist es sinnvoll, wieder eine gesunde Bakterienflora im Darm aufzubauen.

Die Therapie sollte im Idealfall durch immunstärkende Maßnahmen begleitet werden. Dies sollten Sie mit Ihrem Arzt abstimmen.

Immer wieder war bisher von der wichtigen Rolle der nützlichen Bakterienflora im Darm die Rede. Werden jetzt die Pilze beseitigt, ist es sinnvoll, die Darmflora gezielt aufzubauen. Dazu gibt es unterschiedliche Präparate mit Mikroorganismen, die man in Kapsel- oder Tropfenform einnimmt. Prosymbioflor, Symbioflor, Omniflora oder Mutaflor können beispielsweise begleitend zur Nystatinbehandlung eingenommen werden, während das Präparat Perenterol erst danach zu nehmen ist. Besprechen Sie diese zusätzlichen Maßnahmen am besten mit Ihrem Arzt.

Der nützliche Milchzucker, der das Wachstum einer guten Darmflora begünstigt, wurde bereits erwähnt. Sie können ihn unbedenklich auch nach der Diät weiterverwenden.

Das Immunsystem kann zudem durch bestimmte Vitamine, Mineralstoffe und Spurenelemente unterstützt werden. So wirkt sich die regelmäßige Einnahme von Zink positiv aus. Auch das Spurenelement Selen ist für die Immunabwehr wichtig. Bei uns besteht häufig eine Unterversorgung mit Selen, die mit Tabletten gut zu beheben ist.

Wer sich regelmäßig an der frischen Luft bewegt, hat ein besseres Immunsystem. Nicht nur die Sauerstoffversorgung wird verbessert, sondern auch die Abwehrzellen sind dadurch erhöht. Gleichzeitig wird belastender Streß abgebaut, der das Immunsystem schädigen kann. Täglich mindestens eine halbe Stunde flottes Gehen reicht dafür bereits aus.

Empfehlenswerte Lebensmittel

Gemüse
Alle frischen Gemüsesorten (besonders
empfehlenswert sind Knoblauch,
Zwiebeln, Lauch, Kresse, Rettich,
Meerrettich, Sauerkraut, Weißkohl)

Alle Pilze

Alle frischen Kräuter

Milch und Milchprodukte
- Trinkmilch
- Buttermilch
- Naturjoghurt mit lebenden Kulturen
- Kefir
- Quark
- Sahne, Sauerrahm, Crème fraîche
- Dickmilch

Alle Käsesorten

Eier
- Frische Eier in jeder Form

Fleisch
- Rind-, Kalb-, Schweine-, Lammfleisch,
  Geflügel, Wild, Kaninchen

Fisch und Schalentiere
- Alle Meeresfische
- Alle Süßwasserfische
- Muscheln, Austern
- Krabben, Shrimps, Hummer
- Tintenfisch ohne Panade

Nüsse und Samen
- Alle Arten von Nüssen
- Ungesüßtes Nußmus
- Sonnenblumenkerne
- Kürbiskerne
- Leinsamen
- Mohn
- Sesam
- Kokosflocken

Sojaprodukte
- Tofu (Sojaquark)
- Sojafleisch und -wurst
- Sojamilch
- Sojasauce (ohne Zuckerzusatz,
  Bioladen)

Getränke
- Mineralwasser
- Kräutertee
- Gemüsesäfte (ohne Zucker)
- Matetee

In Maßen empfehlenswerte Lebensmittel

Gemüse
- Tiefgefrorenes Gemüse
- Hülsenfrüchte
- Kartoffeln

Getreide
- Alle Getreidesorten als Vollkornmehl, -grieß oder -schrot
- Vollkornknäckebrot
- Roggenvollkornbrot mit Sauerteig
- Vollkornnudeln
- Vollkornreis, Wildreis

Wurstwaren
- Schinken
- Frischwurst
- Zuckerfreie Dauer- und Streichwurst

Fette und Öle
- Alle kaltgepreßten, naturbelassenen Pflanzenöle
- Butter, Butterschmalz
- Margarine

Gewürze, Suppen und Bindemittel
- Alle Gewürze
- Essig (ausgenommen Balsamicoessig)
- Klare Brühen, klare Suppen
- Zuckerfreier Senf
- Zuckerfreie Mayonnaise
- Zuckerfreies Ketchup
- Gelatine
- Reines Kakaopulver ohne Zucker
- Süßstoffe ohne Kohlenhydrate (Saccharin, Aspartam, Cyclamat)
- Milchzucker

Früchte
- Zitronen
- Saure Äpfel

Getränke
- Kaffee
- Schwarzer und grüner Tee
- Cola-Getränke mit Süßstoff
- Limonade mit Süßstoff

Lebensmittel, die zu meiden sind

Früchte
– Alle Obstsorten
  (außer Zitronen und sauren Äpfeln)
– Obstkonserven
– Fruchtsäfte, Nektare, Sirup
– Rosinen und andere Trockenfrüchte
– Milchprodukte mit Fruchtzusatz
– Alle Sorten Marmelade,
  Gelee, Konfitüre (auch Diabetiker-
  produkte)

Süßes
– Zucker in jeder Form
  (weißer, brauner Zucker, Kandis-,
  Trauben-, Puder-, Fruchtzucker,
  Zuckerrohrgranulat)
– Honig
– Ahorn-, Zuckerrübensirup
– Dicksäfte (Birne, Apfel u.a.)
– Diabetiker-Zucker (Fruchtzucker,
  Sorbit, Xylit)
– Instantkakao- oder
  -schokoladenpulver
– Nußnougatcreme
– Eiscreme (auch Diabetikerware)
– Süßwaren wie Bonbons,
  Schokolade, Pralinen, Riegel,
  Marzipan, Kaugummi, Gummi-
  bärchen, Hustenbonbons (auch
  Diabetikerware)

Getreideprodukte
– Brot und Brötchen aus hellen
  Auszugsmehlen
– Kuchen, Kekse und Gebäck aus
  hellen Auszugsmehlen, auch
  Fertigmischungen

– Mehlspeisen, Aufläufe
– Speisestärke
– Nudeln
– Hart- und Weichweizengrieß
– Weizenkeime
– Müslimischungen mit Trockenfrüchten,
  Rosinen oder Zuckerzusatz
– Cornflakes

Nähr- und Würzmittel
– Weißer Reis
– Kartoffelfertigprodukte
– Cremesuppen, Fertigsuppen
– Mehlsaucen, Bechamelsaucen
– Saucenbinder und Instantsaucen
– Dessert- und Puddingpulver
– Sahnefestiger
– Ketchup mit Zuckerzusatz
– Balsamicoessig
– Sojasauce mit Zuckerzusatz
– Keimlinge
– Kokosfett (wegen hohem Anteil
  gesättigter Fettsäuren)

Getränke
– Alkoholische Getränke
  (Bier, Wein, Sekt, Likör, Schnaps usw.)
– Alkoholfreies Bier, Malzbier
– Limonade mit Zucker
– Cola-Getränke mit Zucker
– Milchmixgetränke mit Früchten
  oder Zucker
– Fruchtsäfte

Wochenplan 1. und 2. Woche

	Tag	Frühstück ☕	Zwischendurch 🥛
1. Woche	**1. Tag** Montag	Müsli	Kressedrink
	2. Tag Dienstag	Champignonrühreier auf Tomaten	Gurkendickmilch
	3. Tag Mittwoch	Herzhafter Kräuterquark	Gemüsecocktail
	4. Tag Donnerstag	Müsli	Rote-Bete-Saft
	5. Tag Freitag	Hüttenkäse mit Gemüse	Pikante Dickmilch
	6. Tag Samstag	Putenfrühstück	Radieschenmilch
	7. Tag Sonntag	Tortilla mit Tomaten	
2. Woche	**8. Tag** Montag	Müsli	Tomatendrink
	9. Tag Dienstag	Hüttenkäse-Apfel-Frühstück	Gurkengetränk
	10. Tag Mittwoch	Eier im Glas	Basilikumdrink
	11. Tag Donnerstag	Müsli	Tomatenmilch
	12. Tag Freitag	Frischkäse mit Tomaten	Karottengetränk
	13. Tag Samstag	Lachsschinkenbrot	Sommerdrink
	14. Tag Sonntag	Frühstücksomelett	

Mittagessen	Abendessen	Dessert
Eichblattsalat mit Pinienkernen Cevapcici mit Gemüse	Spinatcremesuppe Tomaten mit Brunnenkresse	
Karotten-Fenchel-Rohkost Lachsgratin	Gemüsesuppe Pikanter Sauerkrautsalat	
Gemischter Salat Kürbisgemüse	Brokkolicremesuppe Tomaten mit Thunfischsalat	
Champignonsalat Kohlrouladen mit Reisfüllung	Putenbrust mit Avocadosalat	
Tomatensuppe mit Basilikum Zwiebelfisch	Eiersalat	
Gemüse mit Tofu und Vollkornreis	Gemüsesuppe mit Käse Endivien-Roquefort-Salat	
Bunter Kopfsalat Rinderrouladen mit Spätzle	Rote-Bete-Rohkost Spargel mit Forellenfilet	Zitroneneis
Möhren-Rettich-Rohkost Champignonfisch	Sauerkrautsalat Backkartoffeln mit Tofucreme	
Weißkohlsalat mit Paprika Auberginengratin	Salat Schweizer Art	
Selleriesuppe Hackfleischpfanne	Gemüse mit Avocadodip	
Feldsalat mit Paprika Überbackener Chicorée	Hirtenteller	
Gulasch ungarische Art	Grüner Salat Gratinierte Austernpilze	Zitronenquark
Kartoffelsuppe mit Pilzen Kabeljaufilet mit Tomatensauce	Mariniertes Gemüse	
Zucchinisuppe Gefüllte Putenschnitzel	Pikanter Salat Avocado mit Crevetten	Joghurt- Schoko-Mousse

Wochenplan 3. und 4. Woche

	Tag	Frühstück ☕	Zwischendurch 🥛
3. Woche	**15. Tag** Montag	Müsli	Gemüsesaft
	16. Tag Dienstag	Tomaten-Gurken-Frühstück	Minzkefir
	17. Tag Mittwoch	Kräuterei	Tomaten-Vitamin-Drink
	18. Tag Donnerstag	Müsli	Mandelmilch
	19. Tag Freitag	Apfelrohkost	Rote-Bete-Buttermilch
	20. Tag Samstag	Radieschen-Quark-Brot	Avocadodrink
	21. Tag Sonntag	Rührei mit Räucherlachs	
4. Woche	**22. Tag** Montag	Müsli	Kräuterdrink
	23. Tag Dienstag	Hüttenkäse mit Paprika	Möhrenbuttermilch
	24. Tag Mittwoch	Rühreier mit Tomaten und Basilikum	Würzige Tomatenmilch
	25. Tag Donnerstag	Müsli	Karottenkefir
	26. Tag Freitag	Möhrenquark	Haselnußmilch
	27. Tag Samstag	Räucherlachsbrote	Radieschenkefir
	28. Tag Sonntag	Pikantes Omelett	

Mittagessen	Abendessen	Dessert
Möhren-Kohlrabi-Rohkost Gratiniertes Gemüse	Rote-Bete-Suppe Fischsalat	
Blattsalate Gefüllte Paprikaschoten	Wurstsalat	
Salatsuppe Forellen mit Karottengemüse	Rettichsalat Backkartoffeln mit Quark	
Rettich-Gurken-Rohkost Überbackener Lauch	Karottencremesuppe Champignon-Käse-Salat	
Brunnenkressesalat Putengeschnetzeltes	Weiße-Bohnen-Salat	
Fisch in der Folie	Lauchsuppe Endivien-Nuß-Salat	
Gemüsebrühe mit Zuckerschoten Gefüllte Kalbsschnitzel	Mittelmeersalat	Mascarpone- dessert
Radicchiosalat Sauerkrautauflauf	Bayerische Brotzeit	
Rote-Bete-Salat Zucchinigratin	Bunter Salat mit Speck	
Rettich-Paprika-Salat Gefüllte Zwiebeln	Kalte Gurkensuppe Salat mit Mozzarella	
Feldsalat mit Austernpilzen Fischtopf mit Sauerkraut	Geflügelsalat	
Kalte Gemüsesuppe Lamm-Gemüse-Spieße	Sellerie-Karotten-Rohkost Krabbensalat	
Brunnenkressesalat Fischpfanne	Gemüsesalat mit Tofu	
Fenchelcremesuppe Hähnchen mit Ratatouille	Geräucherte Lachsforelle mit Eichblattsalat	Mandeleis

Die Rezepte sind für 2 Personen berechnet.

Frühstücksmüsli

100 g kernige Haferflocken
50 g Haferkleieflocken
100 g Weizenflocken
50 g Milchzucker
40 g Sonnenblumenkerne
40 g Cashewkerne, grob gehackt
40 g Kürbiskerne, grob gehackt
2 gehäufte EL Leinsamen

■ Alle Zutaten mischen und in einem Vorratsbehälter kühl lagern. Zum Verzehr etwa 4 gehäufte Eßlöffel dieser Mischung mit Milch oder Sauermilchprodukten wie Joghurt, Quark, Dickmilch, Buttermilch oder Kefir vermischen. Ein paar Tropfen Zitronensaft geben eine aromatische Richtung, nachsüßen mit Milchzucker oder flüssigem Süßstoff ist erlaubt.

Kressedrink

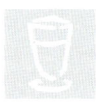

150 g fettarmer Kefir
4 EL gehackte Kresse
1 TL Zitronensaft
Salz, Pfeffer

■ Den gut gekühlten Kefir mit der Kresse verrühren und mit Zitronensaft, Pfeffer und Salz abschmecken.

Eichblattsalat mit Pinienkernen

1 kleiner Kopf Eichblattsalat
1/2 Bund Radieschen
1 Karotte
2 EL Pinienkerne
2 EL Schnittlauchröllchen
2 EL Essig
2 EL Olivenöl
Kräutersalz, Pfeffer

■ Den Salat in mundgerechte Stücke zerpflücken und waschen. Die Radieschen in dünne Scheiben schneiden. Die Karotte grob raffeln.
■ Die Pinienkerne ohne Fett in einer beschichteten Pfanne anrösten. Aus dem Essig, Öl, Salz, Pfeffer und Schnittlauch eine Marinade bereiten und mit dem Salat vermischen. Mit den Pinienkernen bestreut servieren.

Cevapcici mit Paprika-Zucchini-Gemüse

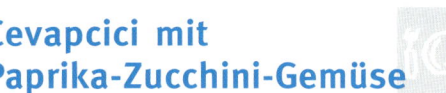

Für die Cevapcici:
350 g Rinderhackfleisch
2 Knoblauchzehen
1 kleines Ei
1/2 TL Paprikapulver rosenscharf
Kräutersalz, Pfeffer

■ Das Hackfleisch mit den geschälten und durchgepreßten Knoblauchzehen, dem Ei und den Gewürzen gut verkneten und abschmecken. Kühl stellen.

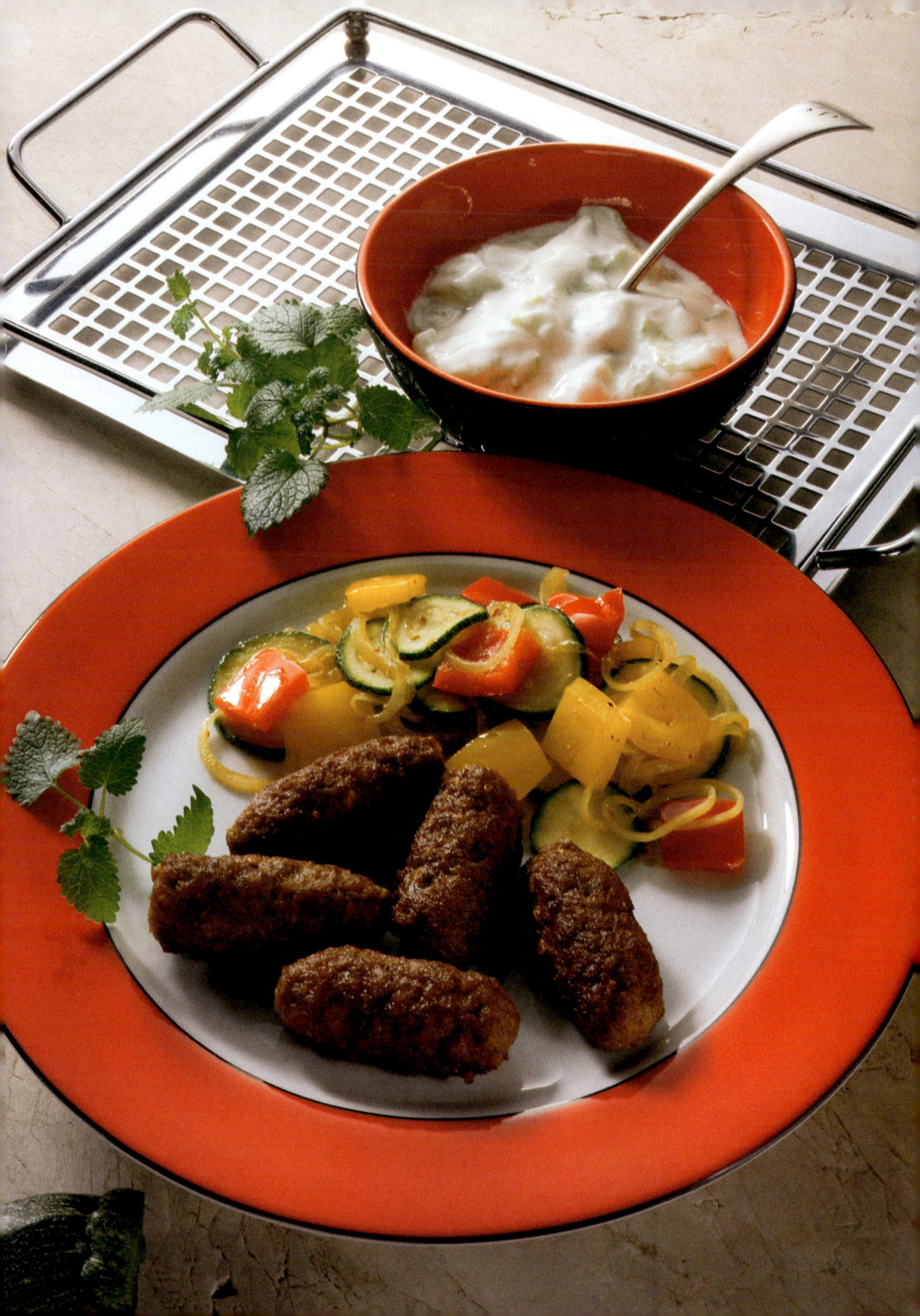

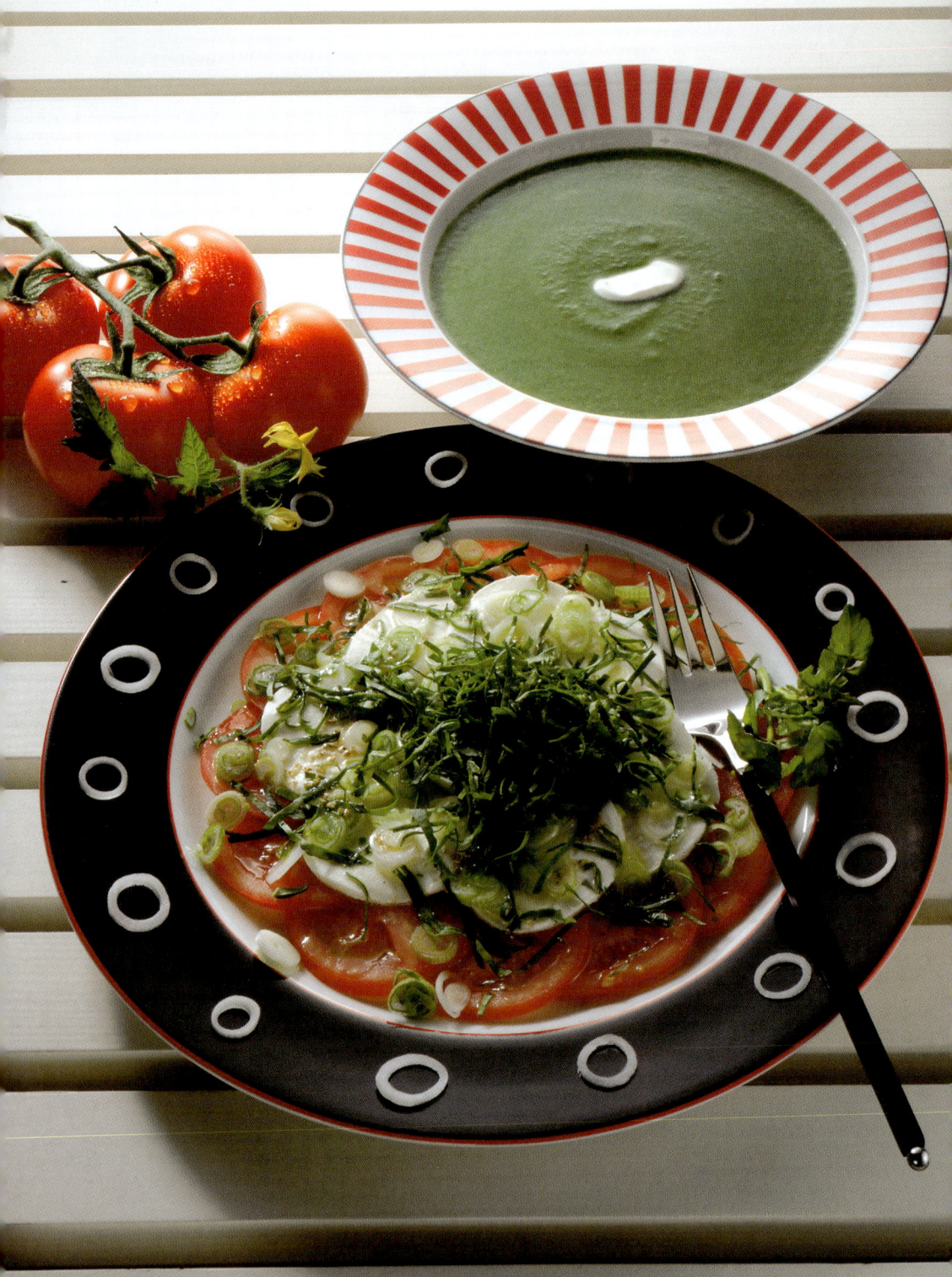

Für das Gemüse:
Je 1 rote und gelbe Paprikaschote,
  2 x 2 cm große Stücke
1 Zucchino, in Scheiben
1 große Zwiebel, dünne Ringe
3 EL Öl
Kräutersalz, Pfeffer

■ 2 EL Öl in einer Pfanne erhitzen, das Gemüse unter Rühren anbraten, salzen und pfeffern. Bei mittlerer Hitze in knapp 10 Minuten fertiggaren. Das Gemüse soll noch bißfest sein.
■ Inzwischen auch die Cevapcici braten: Dazu aus dem Fleischteig gut daumendicke, etwa 6 cm lange Rollen formen. Das restliche Öl erhitzen und die Cevapcici von allen Seiten knusprig braun braten.

Dazu paßt eine würzige Joghurtsauce:
100 g Naturjoghurt
1/2 Salatgurke
2 Knoblauchzehen, fein gehackt
Salz, Pfeffer

■ Die Gurke schälen und fein hobeln. Das Gurkenfleisch ausdrücken, mit den restlichen Zutaten verrühren und abschmecken.

Spinatcremesuppe

300 g frischer Blattspinat
1 kleine Zwiebel, fein gehackt
1 Knoblauchzehe, fein gehackt
1 TL Butter
350 ml Gemüsebrühe
2 EL Crème fraîche
Salz, Pfeffer, Muskatnuß

■ Den Blattspinat gründlich verlesen und waschen.
■ Die Zwiebel und die Knoblauchzehe in der heißen Butter goldgelb andünsten. Den abgetropften Spinat und die Gemüsebrühe dazu geben. Den Spinat bei milder Hitze in 10 Minuten weich kochen.
■ Danach die Suppe im Mixer pürieren. Vorsichtig wieder erhitzen und die Crème fraîche unterrühren. Mit Salz, Pfeffer und Muskatnuß abschmecken.

Tomaten mit Brunnenkresse

4 große, reife Tomaten
1 Mozzarella-Käse
100 g Brunnenkresse
3 Frühlingszwiebeln
2 EL kaltgepreßtes Olivenöl
2 EL Essig
Salz, Pfeffer

■ Die Tomaten in Scheiben schneiden und auf zwei Tellern auslegen. Den Mozzarella in dünne Scheiben zerteilen und auf die Tomaten legen. Die Frühlingszwiebeln in schmale Röllchen schneiden und darüber verteilen. Die Brunnenkresse waschen, in schmale Streifen schneiden und über dem Mozzarella verteilen.
■ Aus den restlichen Zutaten eine Marinade bereiten und über die Tomaten verteilen. Dazu eine Scheibe Roggenvollkornbrot servieren.

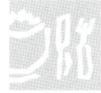

Champignonrühreier auf Tomaten

150 g Champignons,
   feinblättrig geschnitten
1 kleine Zwiebel, kleingehackt
1 EL Butter
3–4 Eier
2 EL gehackte Petersilie
Salz, Pfeffer
2 Tomaten in Scheiben

■ Die Butter in einer Pfanne erhitzen, die Zwiebeln und die Pilze darin andünsten. Die Eier mit Salz und Pfeffer verquirlen und über die Pilze geben. Die Petersilie darüberstreuen und unter Rühren bei sanfter Hitze stocken lassen.
■ Die Tomaten auf zwei Tellern auslegen und etwas salzen. Das fertige Rührei auf den Tomaten verteilen. Dazu gibt es eine Scheibe Knäckebrot pro Person.

Gurkendickmilch

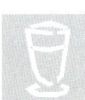

1/2 Salatgurke
1 EL gehackter Dill
250 g Dickmilch
Salz, Pfeffer

■ Die Gurke schälen und in grobe Stücke schneiden. Mit der gut gekühlten Dickmilch und dem Dill im Mixer fein pürieren und mit den Gewürzen abschmecken.

Karotten-Fenchel-Rohkost

1 große Karotte
1 Fenchelknolle
50 g Naturjoghurt
2 EL Schnittlauchröllchen
1 EL Zitronensaft
Salz, Pfeffer

■ Die gesäuberte Karotte und die Fenchelknolle grob raspeln.
■ Den Joghurt mit dem Schnittlauch, Zitronensaft, Salz und Pfeffer verrühren.
■ Mit den Gemüseraspeln vermengen und abschmecken.

Lachsgratin

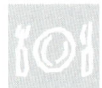

300 g Lachsfilet
1 EL Zitronensaft
400 g Blattspinat
1 Knoblauchzehe, fein gehackt
1 EL Öl
Käutersalz, Pfeffer
1 Prise frischgemahlene Muskatnuß
1 TL Butter
80 g Butterkäse in dünnen Scheiben
4 Kartoffeln

■ Das Lachsfilet mit dem Zitronensaft beträufeln.
■ Den Blattspinat putzen und gründlich waschen. Die Knoblauchzehe im heißen Öl andünsten, den Spinat zugeben und im geschlossenen Topf zusammenfallen lassen.
■ Mit Salz, Pfeffer und Muskatnuß würzen.

■ Die Hälfte des Blattspinats in eine gebutterte Auflaufform schichten. Das Lachsfilet leicht salzen und pfeffern, darauflegen und mit dem restlichen Spinat abdecken. Den Käse auf dem Spinat verteilen.

■ Das Gratin im vorgeheizten Backofen bei 180 Grad in etwa 25 Minuten fertig garen, dabei nach der Hälfte der Zeit mit Alufolie abdecken, damit der Käse nicht zu sehr bräunt.

■ Die Kartoffeln als Pellkartoffeln kochen und dazu servieren.

Gemüsesuppe

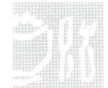

••••••••••••••••••••••••••••••••••••

150 g Suppengemüse (Karotten, Lauch, Petersilienwurzel, geputzt gewogen)
2 Stangen Staudensellerie
1 Knoblauchzehe, fein gehackt
450 ml Gemüsebrühe
1 1/2 EL Olivenöl
1 Lorbeerblatt
2 Gewürznelken
Pfeffer, Salz
1 EL Schnittlauchröllchen

■ Das Suppengemüse putzen, Karotten und Petersilienwurzel in dünne Stifte, den Lauch und Staudensellerie in dünne Ringe schneiden.

■ 1/2 EL Öl erhitzen, den Knoblauch, die Karotten- und Petersilienwurzelstifte unter Rühren kurz anbraten, das restliche Gemüse zugeben und mit der Gemüsebrühe auffüllen. Lorbeerblatt und Gewürznelken hinzufügen. Zugedeckt etwa 10 bis 15 Minuten köcheln lassen.

■ Vor dem Servieren das Lorbeerblatt und die Gewürznelken entfernen, das restliche

Olivenöl und den Schnittlauch zugeben und mit Pfeffer und Salz abschmecken.

Pikanter Sauerkrautsalat

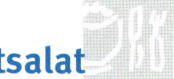

••

150 g frisches, rohes Sauerkraut
1 rote Paprikaschote
2 Stangen Staudensellerie
1 kleine Zwiebel, feingewürfelt
1 Knoblauchzehe, fein gehackt
150 g Naturjoghurt
Salz, Pfeffer

■ Das Sauerkraut abtropfen lassen und kleinschneiden.

■ Die Paprikaschote entkernen und in kleine Würfel schneiden. Den Sellerie in dünne Scheiben schneiden.

■ Alle Zutaten vermischen und abschmecken. Den Salat 30 Minuten durchziehen lassen und mit einer Scheibe Roggenvollkornbrot servieren.

Tip

Kaufen Sie möglichst frisches, nicht erhitztes Sauerkraut aus dem Reformhaus oder Bioladen. Besonders für Salate schmeckt dieses milde Sauerkraut besser als erhitzte Ware aus Dosen.
Sauerkraut ist für die Anti-Pilz-Diät besonders wertvoll, da seine Milchsäure das Wachstum einer gesunden Darmflora fördert und die Pilze damit besser bekämpft werden können.

Herzhafter Kräuterquark

100 g Quark Magerstufe
3 EL Milch
1 EL Zitronensaft
1/2 Bund Radieschen
1 Schalotte, fein gehackt
3 EL gemischte, fein gehackte Kräuter
Salz, Pfeffer
2 Scheiben Vollkornknäckebrot

■ Den Quark mit der Milch, dem Zitronensaft, Salz und Pfeffer verrühren.
■ Die geputzten Radieschen raspeln und mit der Schalotte und den Kräutern unter den Quark ziehen.
■ Den Kräuterquark auf dem Knäckebrot verteilen.

Gemüsecocktail

200 ml Gemüsesaft
1/2 TL Zitronensaft
Kräutersalz, Pfeffer
2 Spritzer Tabasco

■ Die Zutaten gut miteinander verrühren und gekühlt mit einigen Eiswürfeln servieren.

Gemischter Salat mit Sonnenblumenkernen

1/2 Romano-Salat
2 Tomaten
3 Frühlingszwiebeln
1/2 Bund Radieschen
2 EL Sonnenblumenkerne
2 EL Essig, 2 EL Olivenöl
1 kleine Knoblauchzehe, fein gehackt
Kräutersalz, Pfeffer

■ Den Romanosalat zerpflücken. Die Tomaten in Achtel zerteilen, die Radieschen in dünne Scheiben schneiden. Die Frühlingszwiebeln in schmale Röllchen zerteilen.
■ Die Sonnenblumenkerne in einer beschichteten Pfanne ohne Fett anrösten. Aus den übrigen Zutaten eine Marinade bereiten, mit den Salatzutaten mischen und die Sonnenblumenkerne darüberstreuen.

Kürbisgemüse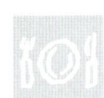

250 g Zwiebeln, in Ringen
2 EL Öl
400 g Hokkaido-Kürbis (geputzt gewogen)
200 g Kartoffeln
1 rote Paprikaschote
1 Stange Lauch
2 fein gehackte Knoblauchzehen
1 TL Paprika edelsüß
200 ml Gemüsebrühe
2 EL Crème fraîche
1 EL gehackte Petersilie
Kräutersalz
1 Msp. Paprika rosenscharf

■ Kürbis und Kartoffeln schälen und in mundgerechte Würfel schneiden. Die Paprikaschote in Stücke zerteilen. Den geputzten Lauch (auch die grünen Teile) in 1 cm breite Ringe schneiden.

■ Das Öl erhitzen, die Zwiebelringe goldgelb anbraten. Die Kürbis- und Kartoffelwürfel zugeben und unter Rühren andünsten, die Knoblauchzehen und das Paprikapulver edelsüß zufügen, mit der Gemüsebrühe auffüllen und zugedeckt 10 Minuten köcheln lassen. Dann die Paprikastücke und die Lauchringe dazugeben, unterrühren und bei milder Hitze in 15 bis 20 Minuten fertiggaren, dabei eventuell noch etwas Brühe angießen.

■ Vor dem Servieren die Crème fraîche unterziehen, mit Salz und Paprika rosenscharf abschmecken und zuletzt die Petersilie darüberstreuen.

Brokkolicremesuppe

300 g Brokkoli (geputzt gewogen)
400 ml Gemüsebrühe
2 EL Crème fraîche
Salz, Pfeffer, 2 EL Mandelblättchen

■ Den Brokkoli in kleine Röschen zerteilen, die Stiele schälen und in dünne Scheiben schneiden, waschen und in der Gemüsebrühe in etwa 15 Minuten weich kochen. Mit dem Passierstab pürieren, vorsichtig wieder erhitzen. Die Crème fraîche unterrühren und mit Pfeffer und Salz abschmecken. Die Mandelblättchen in einer beschichteten Pfanne ohne Fett braun anrösten und vor dem Servieren über die Suppe streuen.

Tomaten mit Thunfischsalat

4 große, feste Tomaten
1 Dose Thunfisch naturell (200 g)
1 Zwiebel, fein gehackt
1 Knoblauchzehe, fein gehackt
2 EL gehackte Petersilie
2 Stangen Staudensellerie
2 EL Zitronensaft
Kräutersalz, Pfeffer
100 g Feldsalat
Essig, Öl

■ Von den Tomaten einen Deckel abschneiden. Die Früchte sorgfältig aushöhlen.

■ Den abgetropften Thunfisch mit einer Gabel zerpflücken. Den Staudensellerie in dünne Scheibchen schneiden. Mit den Zwiebelwürfeln, dem Knoblauch und der Petersilie unter den Thunfisch mischen. Den Thunfischsalat mit Zitronensaft, Salz und Pfeffer anmachen und in die ausgehöhlten Tomaten füllen.

■ Den Feldsalat putzen und gründlich waschen. In einer Marinade aus Essig, Öl, Salz und Pfeffer wenden und auf flachen Tellern auslegen.

■ Die gefüllten Tomaten darauf setzen und mit einer Scheibe Roggenvollkornbrot servieren.

Müslifrühstück

(siehe 1. Tag)

Rote-Bete-Saft

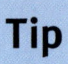

100 ml Möhrensaft
100 ml Rote-Bete-Saft
100 ml Buttermilch

■ Die Zutaten vermischen, nach Geschmack mit Salz und Pfeffer würzen und gekühlt servieren.

Tip

Die aromatische, zartbittere Rauke, auch Rucola genannt, findet in den letzten Jahren immer mehr Liebhaber bei uns. Dabei war sie in den Klostergärten des Mittelalters ein gut bekanntes Kraut. Noch wird sie heute allerdings nur bei gut sortierten Gemüsehändlern oder auf Märkten angeboten. Rauke wächst aber auch problemlos im Gemüsebeet oder im Pflanzkasten auf dem Balkon: Einfach Raukesamen aussähen, wachsen lassen und den ganzen Sommer über ernten.

Champignonsalat

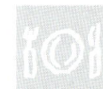

200 g Champignons
1 rote Paprikaschote
2 Tomaten
3 Frühlingszwiebeln
1 EL Butter
1 Knoblauchzehe, fein gehackt
1/2 Bund Rauke
(ersatzweise 3 EL gehackte Petersilie)
2 EL Zitronensaft
2 EL Öl
Salz, Pfeffer

■ Die Champignons säubern und feinblättrig schneiden.
■ Die Paprikaschote entkernen und in Würfel schneiden. Die Tomaten in Scheiben schneiden. Die Frühlingszwiebeln putzen und schräg in Streifen schneiden. Die Rauke waschen und in Streifen schneiden.
■ Die Butter erhitzen und die Champignons mit der Knoblauchzehe kurz unter Rühren braten, bis sie leicht Farbe angenommen haben. Die Rauke dazugeben und die Pfanne sofort vom Herd nehmen. Die Pilze mit Salz und Pfeffer würzen und warmstellen.
■ Aus Zitronensaft, Öl, Salz und Pfeffer eine Marinade bereiten. Die Paprikawürfel, Tomaten und Frühlingszwiebeln damit anmachen und auf zwei Tellern anrichten.
■ Die lauwarmen Pilze darüber geben und sofort servieren.

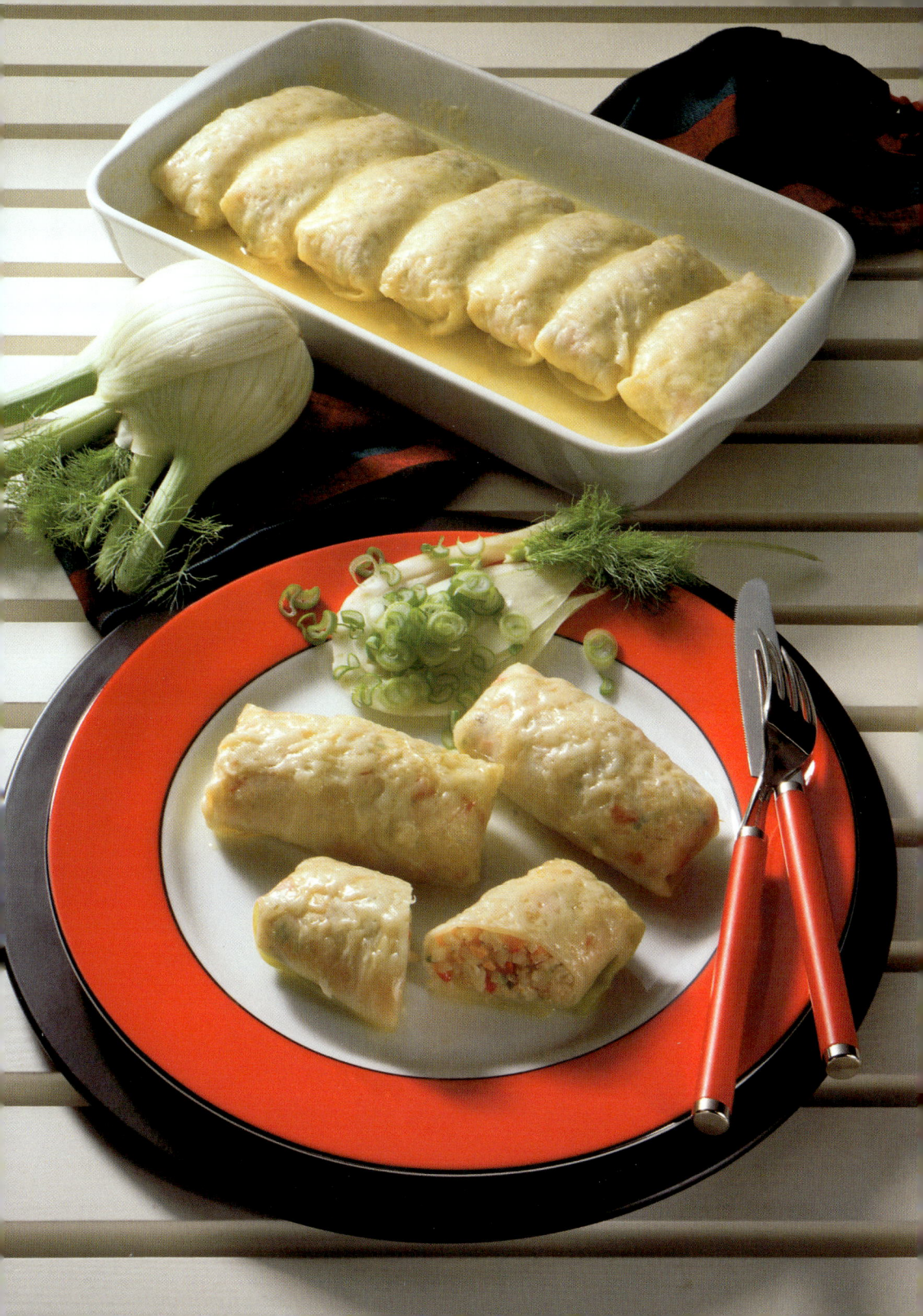

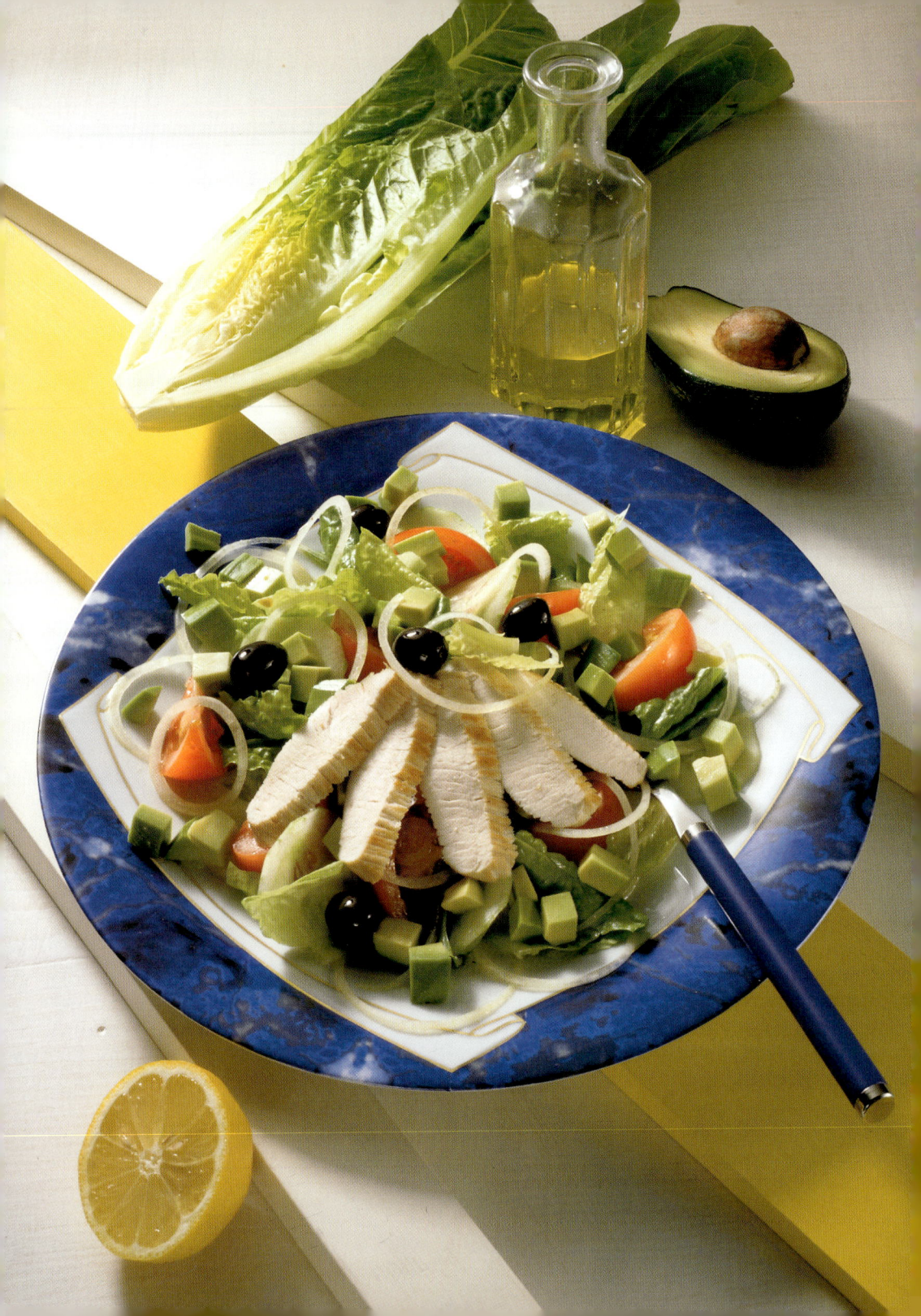

Kohlrouladen mit Reisfüllung

....

100 g Vollkornreis
1 kleiner Kopf Weißkohl
1 Karotte
1/2 Fenchelknolle
4 Frühlingszwiebeln
1/2 rote Paprikaschote
1 EL Öl
60 g Doppelrahm-Frischkäse
1 EL Thymian
1 TL Oregano
Salz, Pfeffer
200 ml Gemüsebrühe
50 g Reibekäse

■ Zuerst den Reis kochen: 250 ml Wasser mit etwas Salz zum Kochen bringen, den gewaschenen Reis hineinstreuen und einmal aufkochen lassen. Bei ganz milder Hitze in 40 bis 45 Minuten ausquellen lassen. Wenn der Reis zu trocken wird, eventuell noch etwas Wasser nachgießen.

■ Den Weißkohlkopf in kochendes Wasser legen und so lange kochen lassen, bis sich die äußeren 10 Blätter ablösen lassen. Den Kohlkopf herausnehmen, die Blätter abtropfen lassen.

■ Die Karotte, Fenchel, Frühlingszwiebeln und Paprika säubern und in sehr kleine Würfel schneiden.

■ Das Gemüse im heißen Öl unter Rühren 5 Minuten braten. Etwas abgekühlt mit dem Frischkäse, dem garen Reis und den Kräutern vermischen und mit Salz und Pfeffer würzen.

■ Die Masse auf den Weißkohlblättern verteilen, aufrollen und mit Holzspießchen feststecken.

■ Die Rouladen in eine Auflaufform legen, die heiße Gemüsebrühe angießen, den Käse darüberstreuen und die Form mit Alufolie verschließen. Bei 180 Grad im Backofen 30 Minuten schmoren lassen.

Putenbrust mit Avocadosalat

....

300 g rohe Putenbrust
2 EL Öl
1 reife Avocado
1/2 Romanosalat
3 Tomaten
1/4 Gurke
1 kleine Zwiebel
10 schwarze Oliven
1 EL Zitronensaft
2 EL Essig, 2 EL Olivenöl
Salz, Pfeffer

■ Den Romanosalat in mundgerechte Stücke zerpflücken. Die Tomaten in Achtel zerteilen. Die Gurke in dünne Scheiben schneiden. Die geschälte Zwiebel in dünne Ringe schneiden.

■ Die Avocado schälen, in Würfel schneiden und mit dem Zitronensaft beträufeln.

■ Aus Essig, Olivenöl, Salz und Pfeffer eine Marinade rühren und mit den Salatzutaten vermischen. Den Salat anrichten und die Avocadowürfel darüber verteilen.

■ 2 EL Öl erhitzen, die Putenbrust darin von beiden Seiten anbraten und fertiggaren. Erst dann salzen und pfeffern. Noch warm in Scheiben schneiden und auf dem Salat verteilen. Mit den Oliven garnieren und mit einer Scheibe Roggenvollkornbrot sofort servieren.

Hüttenkäse mit Gemüse

1 große Möhre
2 Stangen Staudensellerie
200 g Hüttenkäse
Salz, Pfeffer
2 EL Pinienkerne

■ Die Möhre säubern und grob raspeln. Den Staudensellerie in dünne Scheibchen schneiden.
■ Alles mit dem Hüttenkäse vermischen und mit Salz und Pfeffer abschmecken. Die Pinienkerne in einer beschichteten Pfanne ohne Fett anrösten und über den Hüttenkäse streuen.
■ Dazu gibt es eine Scheibe Vollkornknäckebrot pro Person.

Pikante Dickmilch

1 Becher Sahnedickmilch (175 g)
6 EL Milch
je 2 EL fein gehackte Essiggurken
   und Oliven
1 kleine Knoblauchzehe, fein gehackt
Salz
Ein Spritzer Tabasco

■ Die Dickmilch mit der Milch verrühren, die restlichen Zutaten zufügen und abschmecken.

Tomatensuppe mit Basilikum

1 kleine gewürfelte Zwiebel
2 gehackte Knoblauchzehen
500 g enthäutete Tomaten, grob gehackt
2 EL Olivenöl
100 ml Gemüsebrühe
je 1/2 TL Thymian und Oregano,
   kleingehackt
1 Lorbeerblatt
Salz, Pfeffer
2 EL Crème fraîche
4 EL frisches, gehacktes Basilikum

■ Die Zwiebel und Knoblauchzehen im Öl goldgelb andünsten, Tomaten, Gemüsebrühe, Thymian, Oregano und Lorbeerblatt zugeben und zugedeckt 20 Minuten sanft köcheln lassen.
■ Danach das Lorbeerblatt entfernen und die Suppe fein pürieren. Wieder erhitzen und mit Salz und Pfeffer abschmecken.
■ Pro Teller einen Eßlöffel Crème fraîche auf die Suppe setzen und mit dem gehackten Basilikum (erst direkt vor dem Servieren hacken, sonst verflüchtigen sich die aromatischen, ätherischen Öle) bestreuen.

Tip

Nehmen Sie im Winter, wenn Sie keine würzigen Tomaten bekommen können, statt dessen ein hochwertiges Produkt von gehackten Tomaten im Tetrapack.

Zwiebelfisch

400 g Seelachsfilet
1 EL Zitronensaft
400 g Zwiebeln, grob gewürfelt
1 EL Butter
100 ml Gemüsebrühe
1 EL scharfer Senf (ohne Zucker)
2 EL gehackter Dill
Salz, Pfeffer
50 g Sauerrahm

■ Das Seelachsfilet mit Zitronensaft beträufeln. Die Butter erhitzen und die Zwiebeln glasig andünsten. Gemüsebrühe und Senf dazugeben und zugedeckt bei milder Hitze 15 Minuten schmoren. Die Zwiebelmasse mit Salz und Pfeffer würzig abschmecken und den Dill dazugeben.
■ Die Hälfte der Zwiebeln in eine gefettete, feuerfeste Form füllen. Den Fisch mit Salz und Pfeffer würzen und darauf legen. Mit dem Rest der Zwiebeln abdecken und den Sauerrahm darüber verteilen.
■ Die Form mit Alufolie verschließen und im Backofen bei 180 Grad 30 Minuten garen.
■ Dazu gibt es 2 Pellkartoffeln pro Person.

Eiersalat

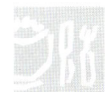

150 g Champignons
1 TL Butter
1 große Karotte
60 g gekochter Schinken in Scheiben
2 Frühlingszwiebeln
1 große Chicoréestaude
75 g Naturjoghurt
1 EL Quark
2 EL Zitronensaft
Salz, Pfeffer
2 hartgekochte Eier
1/2 Schälchen Kresse

■ Die gesäuberten Champignons vierteln (große achteln) und in der heißen Butter kurz andünsten, dann abkühlen lassen.
■ Die Karotte grob raffeln. Den Schinken in Streifen, die Frühlingszwiebeln in schmale Röllchen schneiden.
■ Von dem Chicorée den bitteren Strunk keilförmig herausschneiden und die Staude in breite Streifen schneiden.
■ Aus Joghurt, Quark, Zitronensaft, Salz und Pfeffer eine Salatsauce rühren und mit den Salatzutaten vermengen.
■ Die Eier schälen, in grobe Stücke zerteilen und locker unter den Salat mischen, dann abschmecken und mit der Kresse bestreut servieren.
■ Dazu gibt es eine Scheibe Roggenvollkornbrot.

Putenfrühstück

4 Scheiben Vollkornknäckebrot
20 g Butter
60 g Putenbrust in Scheiben
1/4 Salatgurke
2 Tomaten
1 EL Schnittlauchröllchen

■ Die Knäckebrote mit Butter bestreichen und mit der Putenbrust belegen.
■ Die geschälte Gurke und die Tomaten in dünne Scheiben schneiden.
■ Die Brote damit belegen, mit Salz, Pfeffer und dem Schnittlauch bestreuen.

Radieschenmilch

200 ml Buttermilch
8 Radieschen
1 EL gehackter Dill
Salz, Pfeffer

■ Die Radieschen säubern und in kleine Würfel schneiden.
■ Mit der Buttermilch und dem Dill im Mixer fein pürieren, mit Salz und Pfeffer abschmecken und gekühlt servieren.

Gemüse mit Tofu und Vollkornreis

300 g Tofu
5 EL Sojasauce (zuckerfrei)
2 Lauchstangen
1 Möhre
150 g Egerlinge
3 Frühlingszwiebeln
2 fein gehackte Knoblauchzehen
4 EL Sonnenblumenöl
Salz
Cayennepfeffer
1 EL Currypulver
100 ml Gemüsebrühe
2 EL Crème fraîche
100 g Vollkornreis

■ Den Tofu abtropfen lassen, in Würfel schneiden und 30 Minuten in 2 EL Sojasauce marinieren.
■ Die Lauchstangen putzen und in breite Ringe schneiden. Die Möhre in dünne Stifte zerteilen. Die Pilze putzen und in dünne Scheiben schneiden. Die Frühlingszwiebeln in breite Röllchen schneiden.
■ 2 EL Öl in einer Pfanne erhitzen und die abgetropften Tofuwürfel unter mehrfachem Wenden braten, dann warmstellen.
■ Das restliche Öl erhitzen. Zuerst die Möhrenstifte unter Rühren anbraten, dann das restliche Gemüse und den Knoblauch zugeben und unter Rühren bißfest garen.
■ Die Tofuwürfel unterheben. Die Gemüsebrühe, Crème fraîche und die restliche Sojasauce dazugeben. Mit Salz, einer Prise Cayennepfeffer und Curry würzig abschmecken.
■ Dazu paßt Vollkornreis (siehe Seite 43).

Gemüsesuppe mit Käse

1 Karotte
3 Frühlingszwiebeln
100 g Weißkohl
1 EL Butter
450 ml Gemüsebrühe
50 g Hartkäse
2 EL Schnittlauchröllchen

■ Die Karotte in dünne Stifte, die Frühlingszwiebeln in Röllchen schneiden. Von den Weißkohlblättern die Mittelrippe entfernen, die Blätter in 1 cm breite Streifen schneiden.

Tip

Der Begriff „Tofu" stammt aus Japan und bedeutet „Bohne" (to) und „Gerinnen" (fu). In vielen Arbeitsschritten wird Tofu aus getrockneten Sojabohnen hergestellt und in Blöcken von 250 g bis 400 g abgepackt in Reformhäusern und Bioläden verkauft. Tofu ist ein hochwertiges Nahrungsmittel: Er ist eiweiß- und kalziumreich, fett- und kalorienarm und frei von Cholesterin.
Tofu schmeckt eigentlich nach gar nichts. Deshalb wird er vor der Verwendung meist mit Sojasauce mariniert. Da Tofu schon gar ist, braucht er nicht lange gebraten zu werden – sonst wird er zäh.

■ Die Butter erhitzen, die Karotte und die Frühlingszwiebeln unter Rühren anbraten. Die Weißkohlblätter zugeben und mit der Gemüsebrühe auffüllen. Einmal aufkochen und dann bei geringer Hitze 10 Minuten köcheln lassen.
■ Vor dem Servieren den in dünne Stifte geschnittenen Käse in die Suppe einlegen und mit dem Schnittlauch bestreut servieren.

Endivien-Roquefort-Salat

1/2 Endiviensalat
1 kleiner Chicorée
1/2 Fenchelknolle
1 saurer Apfel
60 g Roquefortkäse
75 g Naturjoghurt
2 EL Zitronensaft
Salz, Pfeffer, Milchzucker
10 Walnußhälften

■ Den Endiviensalat waschen und in breite Streifen schneiden. Den bitteren Strunk vom Chicorée keilförmig herausschneiden und den Chicorée in breite Streifen schneiden.
■ Den Fenchel in dünne Scheiben hobeln. Den Apfel schälen und in Stifte schneiden.
■ Für die Salatsauce den Käse mit einer Gabel zerdrücken und mit dem Joghurt und Zitronensaft verrühren. Mit Salz, Pfeffer und Milchzucker abschmecken.
■ Die Salatzutaten mit der Sauce vermischen und auf zwei Teller verteilen. Die Walnußkerne grob hacken und über den Salat streuen

Tortilla mit Tomaten

2 große Kartoffeln
1 Zwiebel, kleingehackt
3 – 4 Eier
2 Tomaten in Scheiben
2 EL Öl
Salz, Pfeffer
1 EL Petersilie, gehackt

■ Die Kartoffeln schälen und in dünne Scheiben hobeln. Die Zwiebeln im heißen Öl glasig anbraten, die Kartoffeln dazugeben und unter häufigem Wenden gar braten.
■ Die Eier mit Salz und Pfeffer verquirlen und über die Kartoffeln gießen. Mit den Tomatenscheiben belegen und zugedeckt bei geringer Hitze stocken lassen. Die Tortilla wenden, fertig garen und mit Petersilie bestreuen.

Bunter Kopfsalat

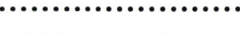

1 kleiner Kopfsalat
1/2 Bund Radieschen
100 g junge Spinatblätter
2 EL Schnittlauchröllchen
1 EL gehackte Petersilie
2 EL Olivenöl, 2 EL Essig
Kräutersalz, Pfeffer

■ Den Kopfsalat zerpflücken und mit den Spinatblättern waschen. Die Radieschen in Scheiben schneiden.
■ Aus den restlichen Zutaten eine Marinade bereiten und den Salat damit anmachen.

Rinderrouladen mit Spätzle

2 Rinderrouladen à 150 g
1 Zwiebel, fein gehackt
1 Knoblauchzehe, fein gehackt
60 Gramm Schafskäse
1 TL gehackte Minze
1 EL scharfer Senf
2 EL Öl
2 große Karotten
2 EL Tomatenmark
150 ml Gemüsebrühe
Salz, Pfeffer

Für die Spätzle:
150 g Weizenvollkornmehl
1 Ei
Wasser, Salz

■ Den Schafskäse in sehr kleine Würfel schneiden und mit der Zwiebel, dem Knoblauch und der Minze mischen.
■ Die Rouladen dünn mit Senf bestreichen.
■ Die Käse-Zwiebel-Mischung darauf verteilen, zusammenrollen und mit Holzspießchen verschließen.
■ Die Karotten säubern und in kleine Würfelchen schneiden.
■ Das Öl erhitzen, die Rouladen rundherum anbraten, zuletzt die Karottenwürfel mit anrösten. Das Tomatenmark und die Gemüsebrühe zugeben und zugedeckt die Rouladen in ca. 45 Minuten weich garen.
■ Die Sauce zuletzt mit Salz und Pfeffer abschmecken.
■ Für die Spätzle das Vollkornmehl mit dem Ei, einer Prise Salz und soviel Wasser verrühren, daß der Teig weich, aber nicht flüs-

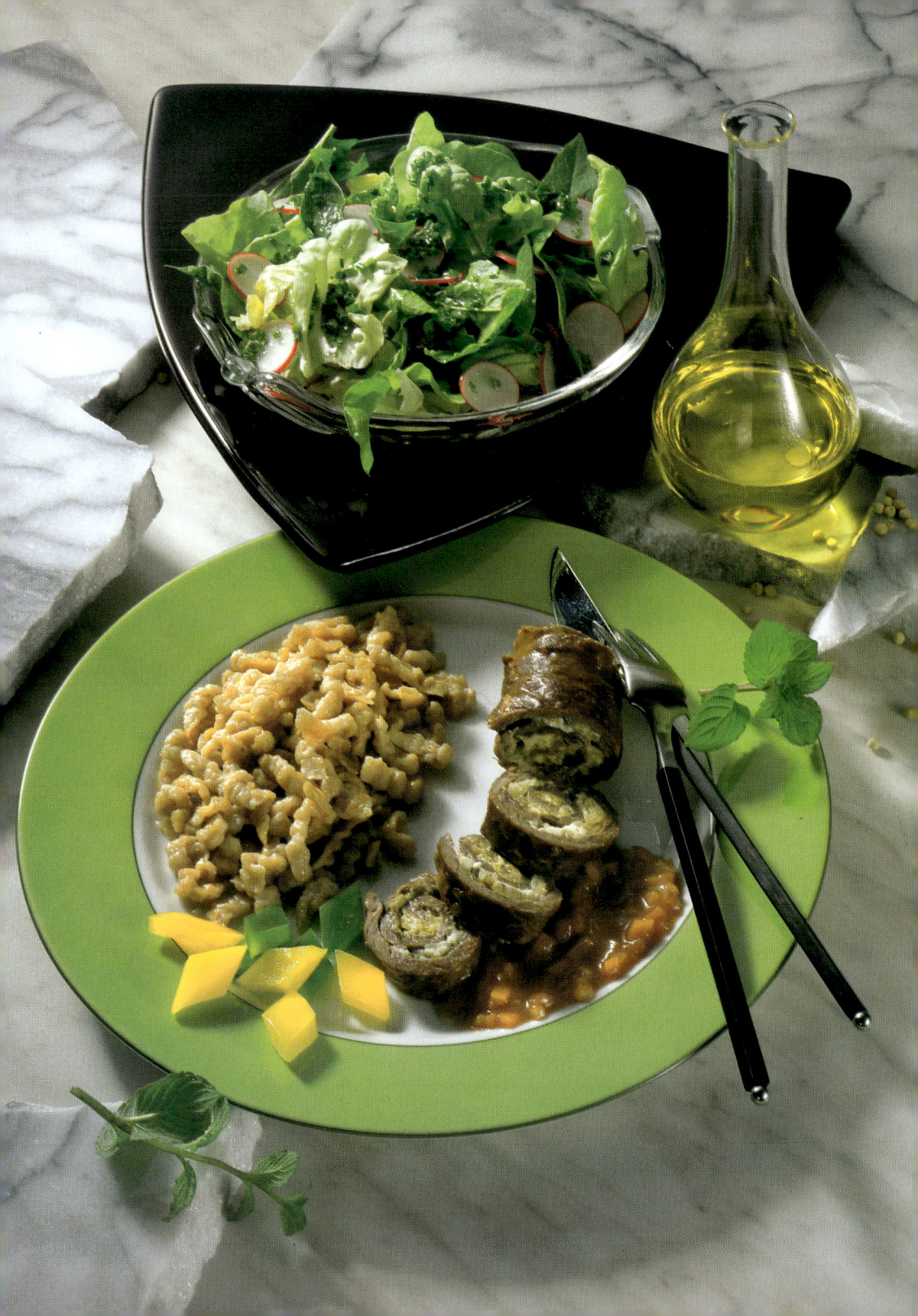

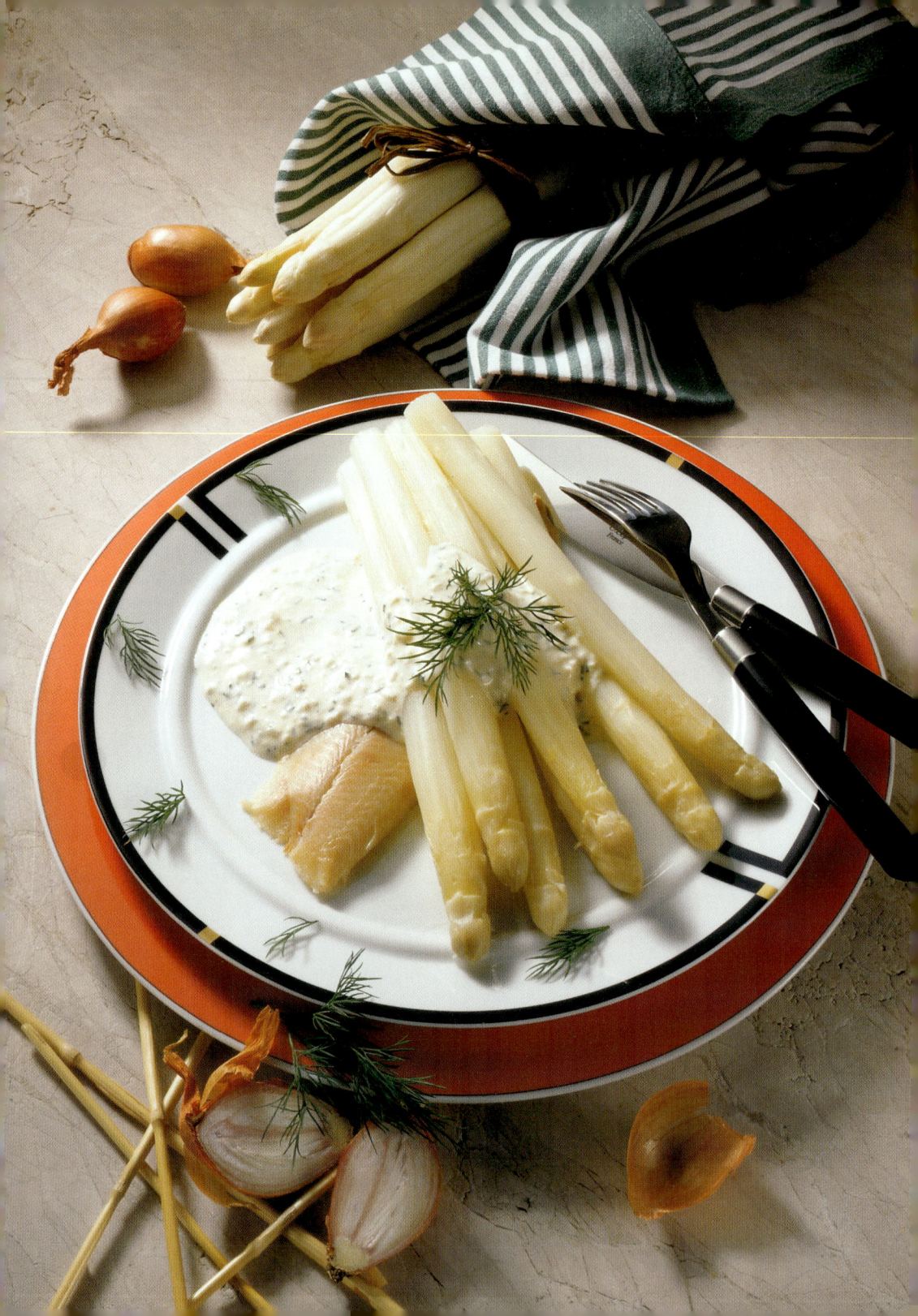

sig wird. Zugedeckt 20 Minuten ausquellen lassen, dabei wird der Teig noch fester.
■ Den Teig durch den Spätzlehobel in einen großen Topf mit kochendem Wasser drücken. Wenn sie an der Wasseroberfläche schwimmen, sind sie gar. Mit dem Schaum-löffel abschöpfen, mit kaltem Wasser über-brausen, abtropfen lassen.
■ In einer Pfanne mit etwas Butter nochmals erhitzen und zu den Rouladen servieren.

Zitroneneis

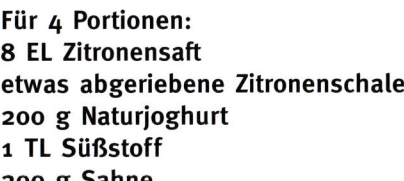

Für 4 Portionen:
8 EL Zitronensaft
etwas abgeriebene Zitronenschale
200 g Naturjoghurt
1 TL Süßstoff
200 g Sahne

■ Den Joghurt mit dem Zitronensaft und dem Süßstoff gründlich verrühren. Die Sahne steifschlagen und unter den Joghurt rühren.
■ Die Masse in der Eismaschine gefrieren lassen (oder in eine Schüssel füllen und im Gefrierfach fest werden lassen, dabei min-destens jede Stunde einmal gründlich mit dem Schneebesen durchrühren).

Rote-Bete-Rohkost

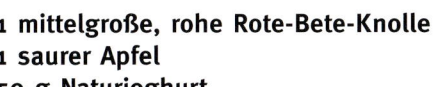

1 mittelgroße, rohe Rote-Bete-Knolle
1 saurer Apfel
50 g Naturjoghurt
1 EL Zitronensaft
Salz, Pfeffer

■ Die Rote-Bete-Knolle schälen und grob raspeln. Den Apfel mit der Schale grob raspeln.
■ Den Joghurt mit Zitronensaft, Salz und Pfeffer verrühren, mit der Rohkost ver-mischen und würzig abschmecken.

Spargel mit geräuchertem Forellenfilet

2 geräucherte Forellenfilets
600 g weißer Spargel
1 hartgekochtes Ei
100 g Naturjoghurt
1 EL Crème fraîche
1 Schalotte, fein gehackt
2 EL Dill, fein gehackt
1 TL frisch geriebener Meerrettich
1 EL Zitronensaft
Salz, Pfeffer, Milchzucker

■ Den Spargel schälen, die holzigen Enden abschneiden und in kochendem Salz-wasser in etwa 20 bis 25 Minuten gar kochen. Abgießen und warmstellen.
■ Das Ei schälen, das Eiweiß in kleine Würfel schneiden. Das Eigelb mit einer Gabel zerdrücken und mit dem Joghurt und der Crème fraîche verrühren. Das gewürfel-te Eiweiß, die Schalotte, den Dill, Meer-rettich und Zitronensaft untermischen und mit Salz, Pfeffer und Milchzucker ab-schmecken.
■ Die Spargelstangen auf zwei Teller ver-teilen und je ein Forellenfilet darüberlegen. Die Dillsauce über den Spargel gießen und servieren.

8. Tag

Müslifrühstück

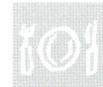

(siehe 1. Tag)

Tomatendrink

300 ml Tomatensaft
1 kleine Knoblauchzehe, zerdrückt
2 Spritzer Tabasco
Salz, Pfeffer

■ Alle Zutaten mischen und mit Eiswürfeln servieren.

Möhren-Rettich-Rohkost

1/2 weißer Rettich
1 große Möhre
100 g Naturjoghurt
3 EL Schnittlauchröllchen
1 EL Essig
Salz, Pfeffer

■ Den Rettich und die Möhre säubern und grob raffeln.
■ Aus den restlichen Zutaten eine Salatsauce bereiten und abschmecken. Die Rohkost damit anmachen und gleich servieren.

Champignonfisch

400 g Schollenfilet
2 TL Zitronensaft
2 Möhren
250 g Champignons
4 Frühlingszwiebeln
2 EL Butter
3 EL Sahne
3 EL gehackte Petersilie
Salz, Pfeffer

■ Das Fischfilet säubern und mit dem Zitronensaft beträufeln.
■ Die Möhren putzen und in streichholzdicke Stifte schneiden. Die Champignons säubern und feinblättrig schneiden. Die Frühlingszwiebeln säubern und in Röllchen schneiden.
■ 1 EL Butter erhitzen und die Möhrenstifte unter Rühren anbraten. Die Champignons und die Frühlingszwiebeln dazugeben. Mit der Sahne aufgießen und zugedeckt bei milder Hitze gardünsten.
■ In einer beschichteten Pfanne die restliche Butter erhitzen und das Fischfilet etwa 2 bis 3 Minuten von jeder Seite braten, dann salzen.
■ Das Gemüse mit Salz und Pfeffer abschmecken, die Petersilie dazugeben und das Gemüse mit dem Fisch servieren.

Sauerkrautsalat

100 g frisches, rohes Sauerkraut
1 saurer Apfel
1 Karotte
1 EL Sonnenblumenkerne
1 TL Zitronensaft
4 EL Sahne
Kräutersalz, Pfeffer, Milchzucker

■ Das Sauerkraut abtropfen lassen und etwas kleinschneiden.
■ Den Apfel vierteln, das Kerngehäuse entfernen und in Stifte schneiden. Die Karotte säubern und grob raffeln. Alles mit dem Sauerkraut mischen.
■ Die Sonnenblumenkerne in einer beschichteten Pfanne ohne Fett anrösten.
■ Aus den restlichen Zutaten eine Marinade rühren, den Salat damit anmachen und etwas durchziehen lassen. Nochmals abschmecken und zuletzt die Sonnenblumenkerne darüberstreuen.

Backkartoffeln mit Tofucreme

2 große Kartoffeln
200 g Tofu
1 Knoblauchzehe, fein gehackt
1 kleine Zwiebel, fein gehackt
1/2 Bund Radieschen
je 2 EL gehackter Dill und Petersilie
etwas Mineralwasser
Salz, Cayennepfeffer

■ Die Kartoffeln gründlich waschen und an den Oberseiten kreuzweise einritzen. Die Kartoffeln in je ein Stück Alufolie einschlagen und im vorgeheizten Ofen bei 200 Grad in 45 Minuten gar backen.
■ Den abgetropften Tofu mit einer Gabel fein zerdrücken.
■ Die Radieschen waschen und in dünne Stifte schneiden. Mit den restlichen Zutaten zum Tofu geben und gut vermischen. Einige Löffel Mineralwasser zugeben, damit eine cremige Konsistenz entsteht. Mit Salz und einer Prise Cayennepfeffer pikant abschmecken.
■ Die Tofucreme zu den fertigen Kartoffeln servieren.

Hüttenkäse-Apfel-Frühstück

200 g Hüttenkäse
2 kleine, saure Äpfel
2 EL grob gehackte Walnußkerne

■ Das Kerngehäuse der Äpfel entfernen, in schmale Spalten zerteilen und auf zwei Tellern auslegen.
■ Den Hüttenkäse auf den Apfelspalten anrichten und die Walnüsse darüberstreuen.

Gurkengetränk

1/2 Salatgurke
300 ml Buttermilch
1 TL Zitronensaft
Salz, Pfeffer
2 Spritzer Tabasco
1 EL gehackter Dill

■ Die Gurke schälen und in Stücke schneiden.
■ Zusammen mit der Buttermilch und dem Dill im Mixer fein pürieren und mit Zitronensaft, Salz, Pfeffer und Tabasco pikant abschmecken.

Weißkohlsalat mit Paprika

200 g Weißkohl (geputzt gewogen)
1 rote Paprikaschote
5 EL Buttermilch
1 EL Distelöl
2 TL Zitronensaft
Kräutersalz, Pfeffer

■ Den Weißkohl putzen, waschen und sehr fein hobeln.
■ Aus Buttermilch, Öl, Zitronensaft, Salz und Pfeffer eine Salatsauce rühren und mit dem Weißkohl vermischen. Den Salat eine Stunde durchziehen lassen.
■ Die Paprikaschote putzen und in kleine Würfel schneiden. Unter den Weißkohlsalat mischen. Nochmals abschmecken und servieren.

Tip

Weißkohl enthält Senföle, die besonders das Wachstum von Pilzen hemmen. Zudem werden die körpereigenen Abwehrkräfte gestärkt. Wie andere Kohlsorten ist auch Weißkohl reich an Vitamin C, das für ein funktionierendes Immunsystem wichtig ist. Sowohl als Rohkostsalat wie auch milchsauer vergoren als Sauerkraut sollten Sie Weißkohl als wichtigen Baustein der Anti-Pilz-Diät oft genießen.

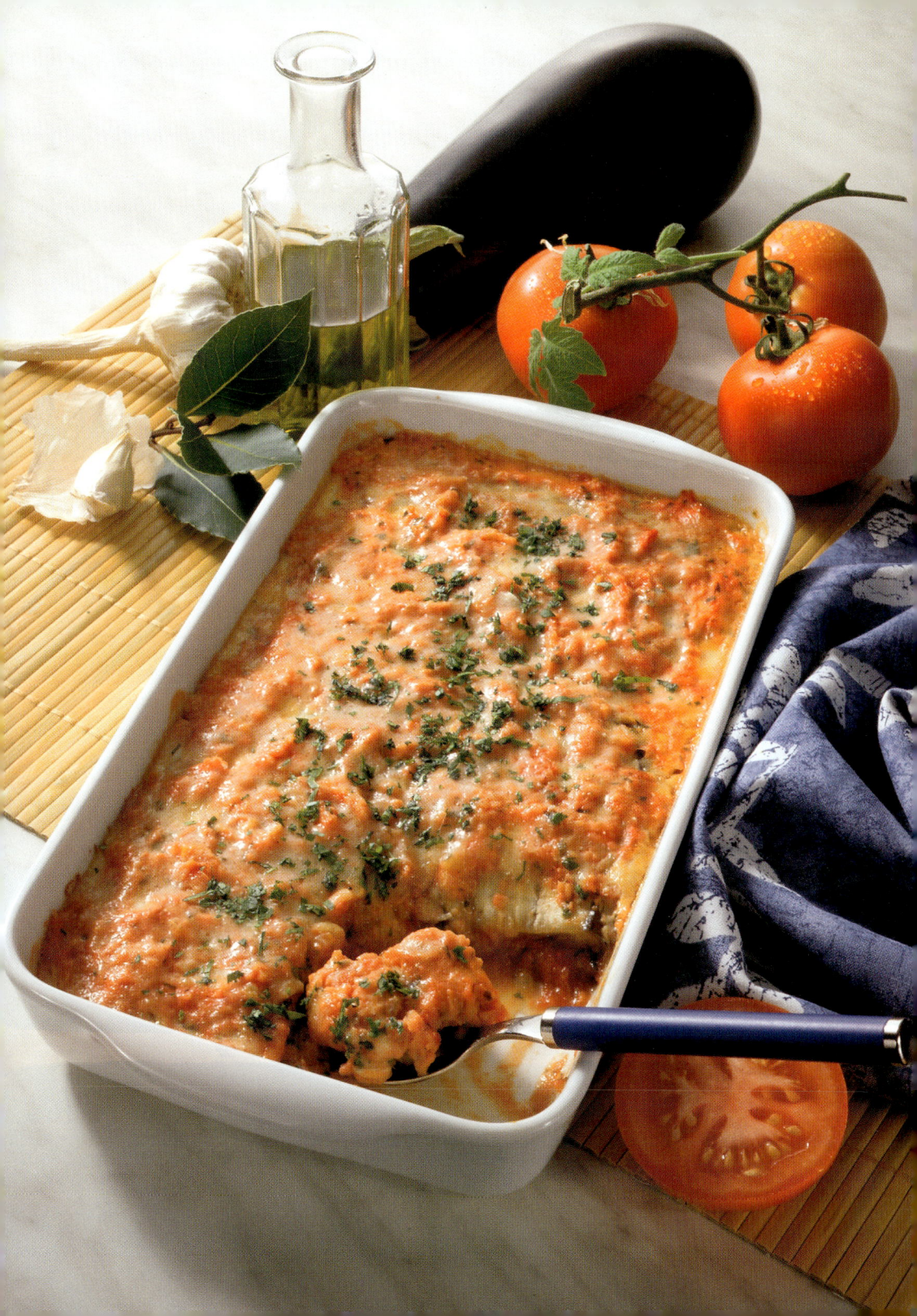

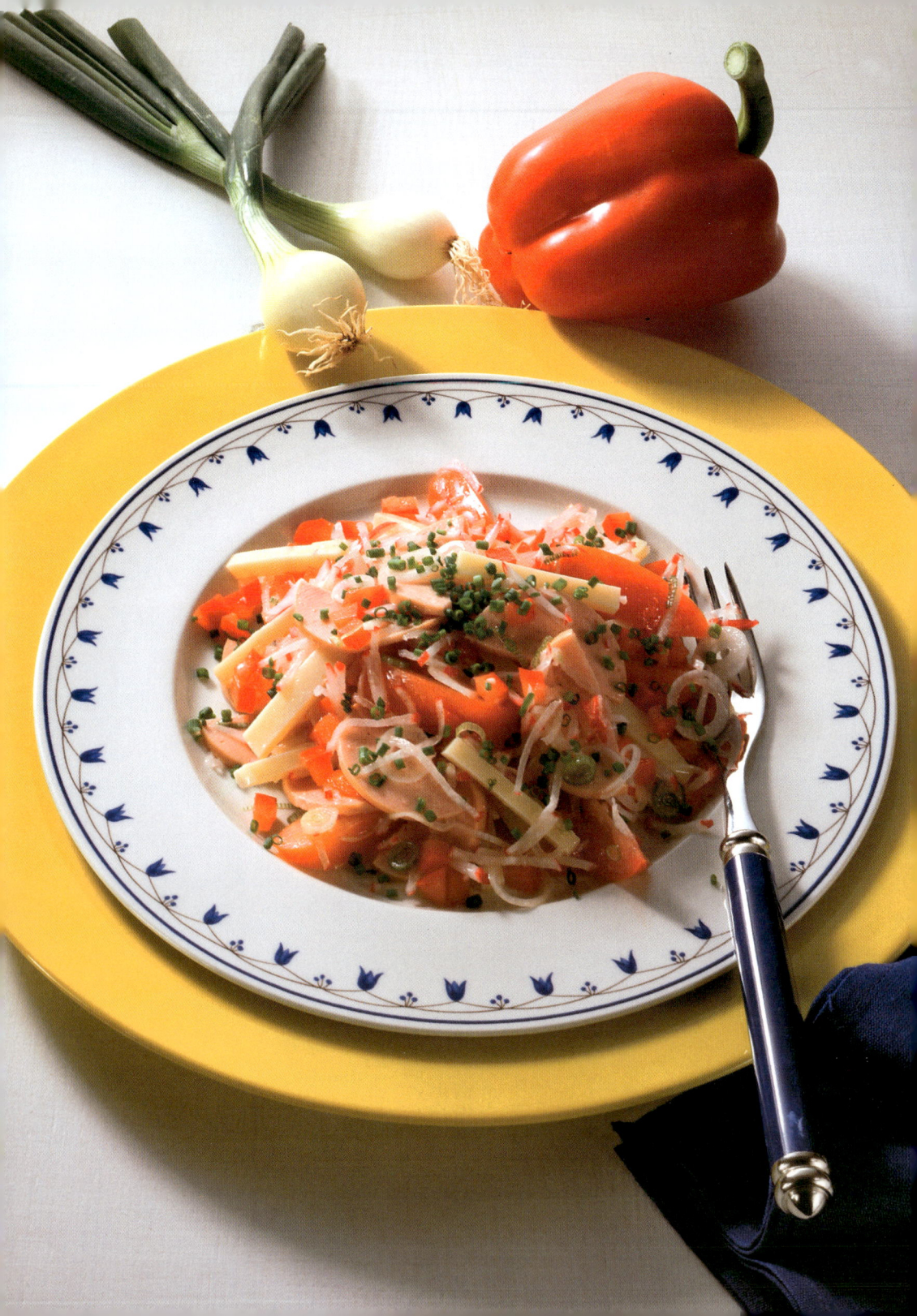

Auberginengratin

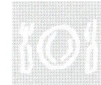

2 mittelgroße Auberginen
500 g Tomaten (Tetrapack)
1 Zwiebel, fein gehackt
1 Bund Basilikum
1 Lorbeerblatt
2 Knoblauchzehen, fein gehackt
1 Mozzarella-Käse
60 g Parmesan, frisch gerieben
1 Ei
Olivenöl, Salz, Pfeffer

■ Die Auberginen waschen, die Stiele abschneiden und in knapp 1 cm dicke Scheiben längs zerteilen. Die Scheiben etwas salzen und mit einem Gewicht beschwert 20 Minuten ruhen lassen, damit die bittere Flüssigkeit austritt.
■ 1 EL Öl erhitzen, die Zwiebel goldgelb andünsten, die Tomaten, die Hälfte des gehackten Basilikums, die Knoblauchzehen und das Lorbeerblatt zugeben und bei geringer Hitze in 15 Minuten etwas einkochen lassen. Zuletzt mit Pfeffer und Salz abschmecken.
■ Die Auberginenscheiben ausdrücken, auf einem Backblech auslegen und dünn mit Olivenöl bestreichen. Bei 180 Grad im Backofen 15 Minuten backen, dabei einmal wenden.
■ Den Mozzarella in kleine Würfel zerteilen, das restliche Basilikum grob hacken.
■ Nun alles lagenweise in eine Form schichten: Zuerst Tomatensauce, dann eine Schicht Auberginen, mit Mozzarella, Parmesan und Basilikum bestreuen und das Ganze wiederholen. Die letzte Lage soll Tomatensauce sein, die man mit dem Ei verquirlt. Zuletzt

noch etwas Parmesan darüberstreuen und dann das Gratin im Ofen bei 180 Grad etwa 30 bis 35 Minuten garen.

Salat Schweizer Art

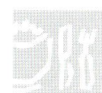

100 g Lyonerwurst am Stück
1 Bund Frühlingszwiebeln
1 rote Paprikaschote
1/2 Bund Radieschen
3 Tomaten
100 g Emmentaler
2 EL Schnittlauchröllchen
4 EL Essig
2 EL Distelöl
Kräutersalz, Pfeffer

■ Die Lyonerwurst enthäuten und in Stifte schneiden. Die Frühlingszwiebeln putzen und in schmale Röllchen schneiden. Die Paprikaschote entkernen und würfeln. Die Radieschen in Scheiben hobeln. Die Tomaten achteln. Den Emmentaler in Stifte schneiden.
■ Aus Essig, Öl, Salz und Pfeffer eine Marinade bereiten und den Salat damit anmachen. 15 Minuten durchziehen lassen und dann nochmals abschmecken. Zuletzt mit dem Schnittlauch bestreuen.

Eier im Glas

2 große Eier
1 TL Petersilie, gehackt
1 TL Schnittlauch in Röllchen
Curry, Salz, Pfeffer
2 Scheiben Vollkornknäckebrot
2 Tomaten

■ Die Eier 4 Minuten kochen. Schälen und jedes Ei in ein Glas geben.
■ Petersilie, Schnittlauch, etwas Curry, Salz und Pfeffer darüberstreuen und mit einem Löffel grob zerstoßen.
■ Dazu gibt es pro Person ein Knäckebrot und eine Tomate.

Basilikumdrink

250 g fettarmer Kefir
1 TL Zitronensaft
4 EL sehr fein gehacktes Basilikum
Salz, Pfeffer

■ Alle Zutaten gut vermischen und nach Geschmack würzen.

Selleriesuppe

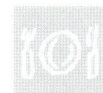

250 g Stangensellerie (geputzt gewogen)
1 kleine Zwiebel, fein gehackt
1 Knoblauchzehe, fein gehackt
1 EL Öl
300 ml Gemüsebrühe
50 ml Sahne
Pfeffer, Salz
2 EL Mandelblättchen

■ Den Stangensellerie in Streifen schneiden. Das Öl erhitzen, die Zwiebel und Knoblauchzehe goldgelb andünsten. Den Sellerie zugeben, mit der Gemüsebrühe auffüllen und weich kochen.
■ Die Suppe im Mixer sehr fein pürieren, dann vorsichtig wieder erhitzen. Die Sahne unterrühren, mit Pfeffer und Salz abschmecken.
■ Die Mandelblättchen in einer Pfanne ohne Fett hellbraun anrösten und über die Suppe streuen.

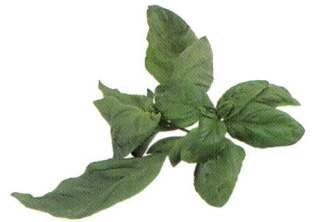

Hackfleischpfanne

1 großer Zucchino
1 Dose Tomaten in Stücken (400 g)
1 Karotte
1 Zwiebel, kleingehackt
1 Knoblauchzehe, kleingehackt
1 EL Öl
250 g Rinderhackfleisch
1 TL Oregano
1 TL Thymian
Salz, Pfeffer
40 g frisch geriebener Parmesan

■ Den Zucchino längs halbieren und in Scheiben schneiden. Die Karotte putzen und in kleine Würfel schneiden.
■ Das Öl erhitzen. Zwiebeln, Knoblauch und das Hackfleisch zugeben und kräftig anbraten.
■ Die Karottenwürfel, Tomaten und die Kräuter hinzufügen und zugedeckt etwa 10 Minuten schmoren lassen.
■ Jetzt erst die Zucchini dazugeben und weitere 10 bis 15 Minuten schmoren lassen (die Zucchini sollen bißfest bleiben).
■ Zuletzt mit Salz und Pfeffer abschmecken und mit Parmesan bestreut servieren.

Gemüse mit Avocadodip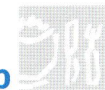

Für den Avocadodip:
1 große, reife Avocado
1 Knoblauchzehe, durchgepreßt
1/2 Zwiebel, fein gehackt
1 Tomate, in kleinen Stücken
Saft von 1/2 Zitrone
1/4 TL Kreuzkümmelpulver
1 Prise Cayennepfeffer
1 EL Crème fraîche
Salz

Gemüse:
1 rote Paprikaschote in Stückchen
3 Stangen Staudensellerie
   in breiten Streifen
1 große Möhre in Stiften
1/2 Gurke in Scheiben
3 Frühlingszwiebeln in Stücken
150 g Brokkoliröschen
12 schwarze Oliven
50 g Gouda oder Edamer in Würfeln

■ Die Avocado schälen, halbieren und den Kern entfernen. Sofort mit dem Zitronensaft beträufeln, damit sie sich nicht braun verfärbt. Zusammen mit den übrigen Zutaten fein pürieren und würzig abschmecken.
■ Die Gemüsestückchen werden in die Avocadosauce gedipt. Dazu kann man Roggenvollkornbrot reichen.

Tip

Der würzige Kreuzkümmel ist für den Avocadodip sehr wichtig und kann nicht durch Kümmel ersetzt werden!

Frühstücksmüsli

(siehe 1. Tag)

Tomatenmilch

200 ml Tomatensaft
200 ml Buttermilch
Salz
1 Prise Currypulver
4 EL Basilikum, sehr fein gehackt

■ Den Tomatensaft mit Buttermilch und Basilikum verrühren und mit Salz und Currypulver abschmecken. Gut gekühlt servieren.

Feldsalat mit Paprika

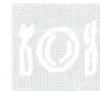

100 g Feldsalat
1 gelbe Paprikaschote
2 Tomaten
1 kleine Zwiebel, feingewürfelt
2 EL Essig
2 EL Olivenöl
Salz, Pfeffer
1/2 Schälchen Kresse

■ Den Feldsalat gründlich waschen. Die Paprikaschote entkernen und in Würfel schneiden. Die Tomaten achteln.
■ Aus Essig, Öl, Zwiebel, Salz und Pfeffer eine Marinade bereiten und mit den Salatzutaten vermengen.
■ Abschmecken, die Kresse darüberstreuen und sofort servieren.

Tip

Verzichten Sie im obigen Salatrezept nicht auf die Zwiebel und die Kresse. Beide sind ausgezeichnete Pilzfeinde: Die Zwiebel aus der Familie der Liliengewächse enthält Stoffe, die das Pilzwachstum hemmen. Besonders beim Verzehr roher Zwiebeln kommt diese Wirkung zum Tragen.
Die Kresse (sowohl die Garten- als auch die Brunnenkresse) enthält Senföle, die im Darm gewissermaßen desinfizierend wirken und damit das Keimwachstum behindern.

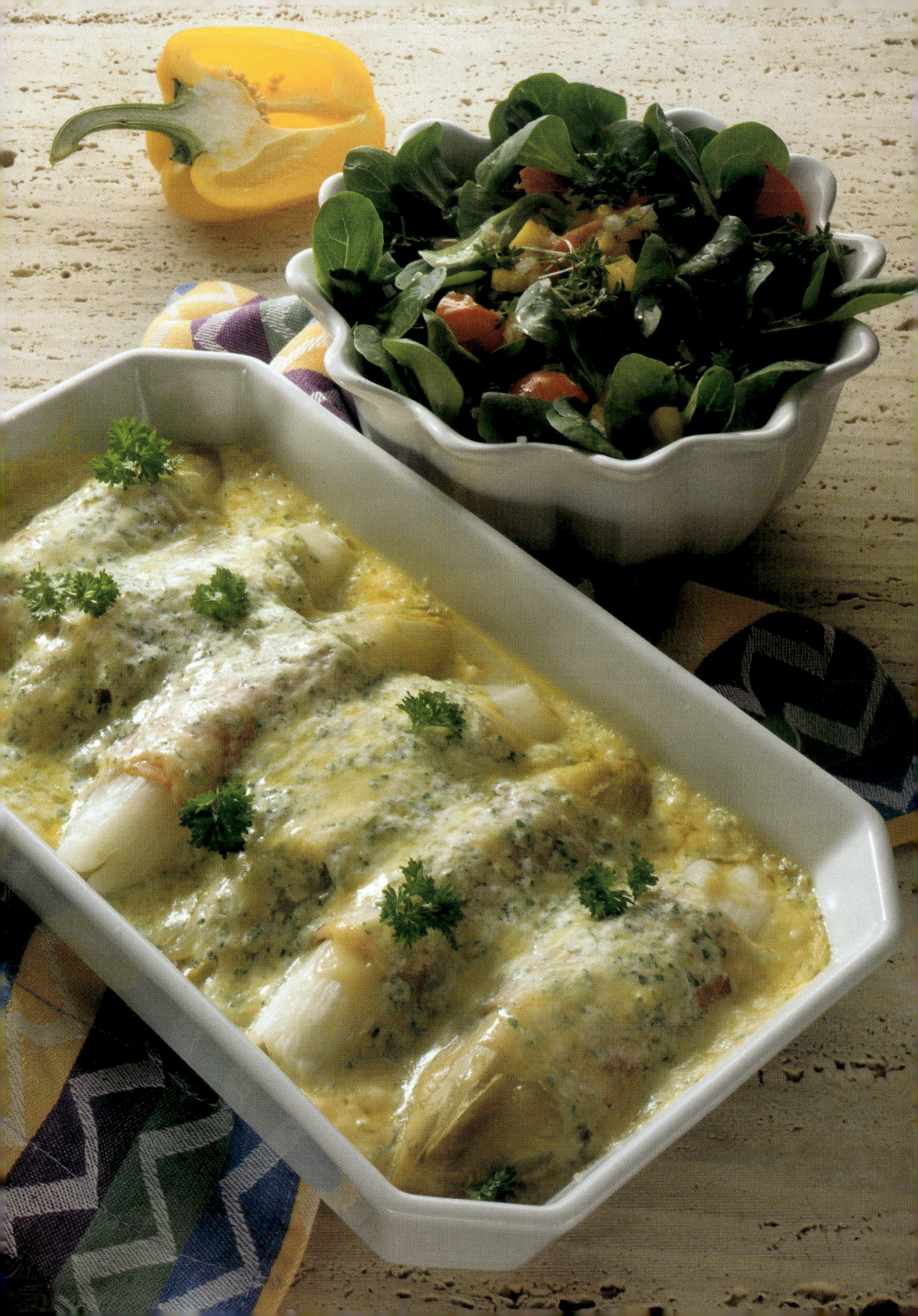

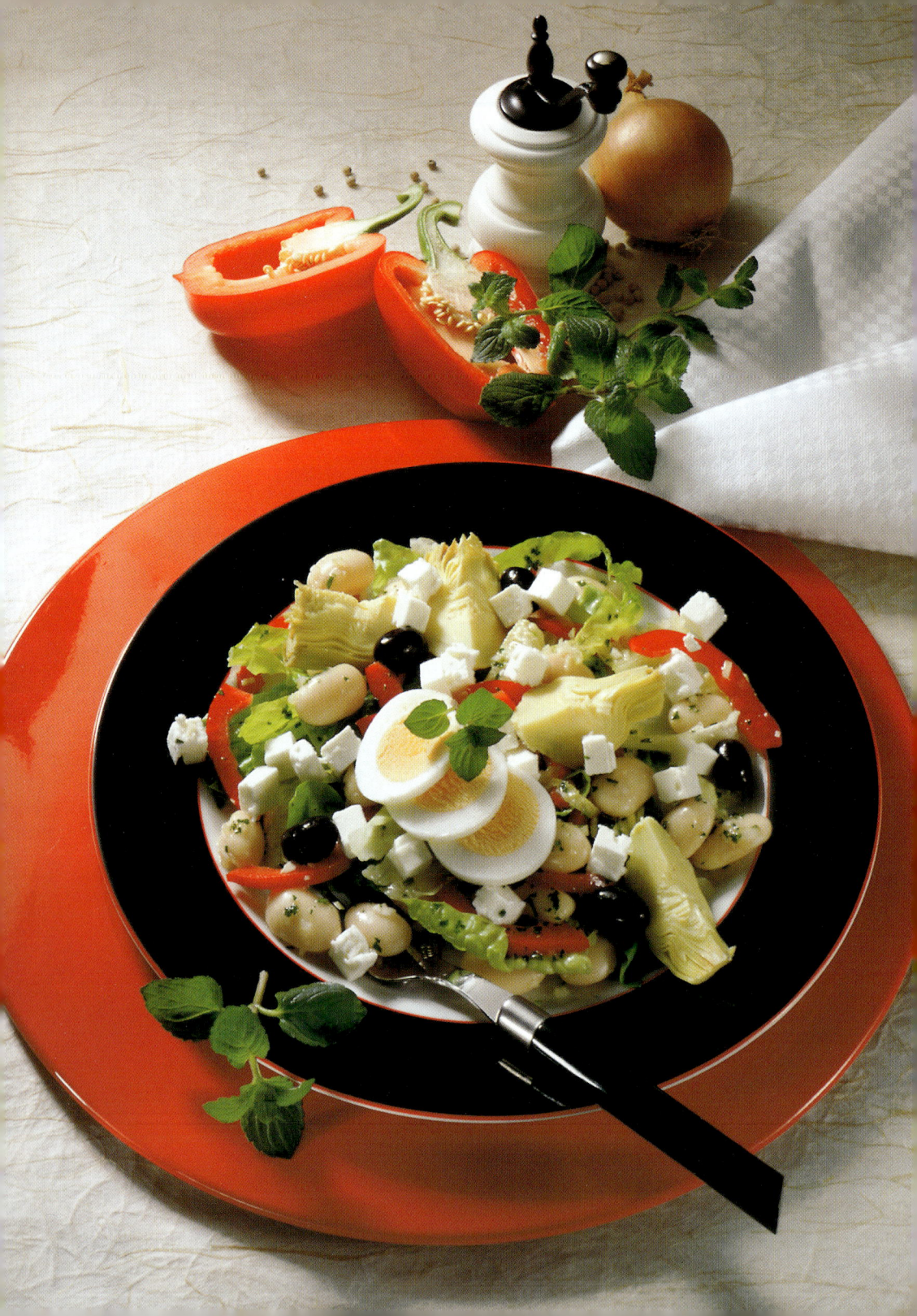

Überbackener Chicorée

3 mittelgroße Chicorée
3 dünne Scheiben gekochter Schinken
   (ca. 75 g)
75 g geriebener mittelalter Gouda
2 EL gehackte Petersilie
75 g Sauerrahm
Salz, Pfeffer

■ Die Chicoréestauden säubern, dabei den bitteren Strunk mit einem spitzen Messer keilförmig herausschneiden. Über kochendem Wasser im Gemüseeinsatz 10 Minuten dämpfen.
■ Danach jede Staude halbieren und mit Salz und Pfeffer bestreuen. Je zwei Chicoréehälften mit einer Scheibe Schinken s-förmig umwickeln und nebeneinander in eine feuerfeste Form legen.
■ Den Gouda mit dem Sauerrahm und der Petersilie verrühren, über den Schinkenrollen verteilen und im vorgeheizten Ofen bei 180 Grad 15 Minuten überbacken.
■ Als Beilage gibt es je 2 Pellkartoffeln pro Person.

Hirtenteller

100 g weiße Bohnen (aus der Dose)
1 EL Zitronensaft
1 Knoblauchzehe, fein gehackt
1/2 Romanosalat
1 rote Paprikaschote
6 Artischockenherzen (aus dem Glas)
2 hartgekochte Eier
100 g Schafskäse
12 schwarze Oliven
1 kleine Zwiebel, fein gehackt
2 EL Olivenöl
2 EL Essig
1 TL gehackte Minze
Salz, Pfeffer

■ Die Bohnen auf einem Sieb abspülen und abtropfen lassen. Mit dem Zitronensaft und der Knoblauchzehe vermischt 20 Minuten durchziehen lassen.
■ Den Romanosalat in Stücke zerpflücken.
■ Die Paprikaschote entkernen und in schmale Streifen schneiden. Die Artischockenherzen abtropfen lassen und halbieren. Die Eier schälen und in Scheiben schneiden. Den Schafskäse in Würfel zerteilen.
■ Aus Öl, Essig, Zwiebel, Minze, Salz und Pfeffer eine Marinade bereiten und mit dem Romanasalat, Paprika und Bohnen vermischen.
■ Den Salat auf zwei Teller verteilen. Die Artischockenherzen, Eischeiben, Schafskäsewürfel und Oliven auf dem Salat verteilen und mit einer Scheibe Roggenvollkornbrot servieren.

Frischkäse mit Tomaten

150 g Frischkäse
1/4 Salatgurke
2 Tomaten
Kräutersalz, Pfeffer
Gartenkresse zum Garnieren
2 Scheiben Vollkornknäckebrot

■ Die Gurke schälen, halbieren und die Kerne entfernen. In kleine Würfelchen schneiden und mit dem Frischkäse vermengen. Mit Salz und Pfeffer würzen.
■ Den Frischkäse auf die Knäckebrotscheiben streichen und mit der Gartenkresse bestreuen.
■ Die Tomaten waschen, achteln und dazu servieren.

Karottengetränk

100 ml Karottensaft
100 ml Tomatensaft
2 Spritzer Tabasco
1 TL Zitronensaft
Selleriesalz, Pfeffer

■ Alle Zutaten gut miteinander verrühren und mit einigen Eiswürfeln servieren.

> **Sie haben schon fast die Hälfte der 28 Tage-Diät geschafft. Dafür dürfen Sie sich heute mit einem Dessert verwöhnen!**

Gulasch ungarische Art

400 g Rindergulasch
je 1 mittelgroße grüne und rote
  Paprikaschote
2 Zwiebeln
1 Knoblauchzehe, fein gehackt
3 EL Öl
1 EL Paprikapulver edelsüß
1 Msp. Cayennepfeffer
1 Döschen Tomatenmark
200 ml Gemüsebrühe
200 g frisches, rohes Sauerkraut
2 EL Crème fraîche

■ Die Paprikaschoten entkernen und in 3 x 3 cm große Quadrate schneiden. Die geschälten Zwiebeln in Ringe schneiden.
■ Das Öl in einem schweren Topf erhitzen und die Fleischwürfel rundherum braun anbraten.
■ Die Zwiebelringe, Paprikastücke und die Knoblauchzehe dazu geben und kurz mitbraten. Mit Paprikapulver und Cayennepfeffer bestäuben. Das Tomatenmark und die Gemüsebrühe zugeben, aufkochen und bei milder Hitze 45 Minuten köcheln lassen.
■ Das Sauerkraut abtropfen lassen, zum Gulasch geben und weitere 30 Minuten mitköcheln lassen. Zuletzt die Crème fraîche unterrühren und abschmecken.
■ Dazu gibt es Röstkartoffeln aus 4 gekochten Kartoffeln.

Zitronenquark

2 Blätter weiße Gelatine
80 g Magerquark
abgeriebene Schale von 1/2 Zitrone
Saft von 1 Zitrone
1/2 TL flüssiger Süßstoff
125 ml Milch
1 Eiweiß
Minzeblättchen und Kakaopulver
zum Dekorieren

■ Die Gelatine in kaltem Wasser einweichen.
■ Den Quark mit Zitronenschale, -saft und Süßstoff cremig rühren. Die Milch nur lauwarm erhitzen und die ausgedrückte Gelatine unter Rühren auflösen. Sofort gründlich mit dem Quark vermischen.
■ Das Eiweiß steifschlagen und unter den Quark heben, sobald dieser etwas fest wird. Die Masse nochmals abschmecken, in 2 kalt ausgespülte Tassen füllen und im Kühlschrank in 2 Stunden fest werden lassen.
■ Zum Servieren stürzen, mit ein paar Minzeblättchen dekorieren und den Teller mit Kakaopulver bestäuben.

Grüner Salat

1/2 Romanosalat, 1/2 Salatgurke
3 Stangen Staudensellerie
3 Frühlingszwiebeln
1/2 Bund Rauke
2 EL Olivenöl, 2 EL Essig
1/2 TL Senf
Kräutersalz, Pfeffer

■ Den Romanosalat waschen und in Stücke zerpflücken. Die Gurke halbieren und in dünne Scheiben schneiden.
■ Die Selleriestangen in dünne Scheiben, die Frühlingszwiebeln in schmale Röllchen schneiden. Die Rauke in Streifen schneiden.
■ Aus Öl, Essig, Senf, Salz und Pfeffer eine Marinade bereiten und den Salat damit anmachen.

Gratinierte Austernpilze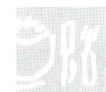

400 g Austernpilze
3 EL gehackte Petersilie
1 Knoblauchzehe, fein gehackt
3 EL Olivenöl
100 g Sahnegorgonzola
Salz, Pfeffer

■ Die Pilze säubern, aber nicht waschen, und in Streifen schneiden.
■ Mit der Petersilie, dem Knoblauch, Öl, etwas Salz und Pfeffer mischen und 15 Minuten durchziehen lassen. Dann auf 2 feuerfeste Formen verteilen.
■ Den Gorgonzola in kleine Stücke schneiden und auf den Pilzen verteilen. Im vorgeheizten Ofen bei 180 Grad etwa 15 Minuten garen.

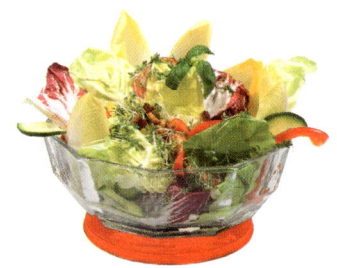

Lachsschinkenbrot

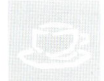

60 g Lachsschinken
1 TL frisch geriebener Meerrettich
20 g Butter
2 Scheiben Roggenvollkornbrot
Salatblätter zur Garnitur
2 EL gehackte Kresse

■ Die Brotscheiben buttern, mit der gehackten Kresse bestreuen und ein paar Salatblätter darauflegen.
■ Den Lachsschinken dünn mit dem Meerrettich bestreichen, zu Röllchen drehen und auf den Broten auslegen.

Sommerdrink

200 ml Tomatensaft
3 EL Basilikum, sehr fein gehackt
Salz, Pfeffer

■ Tomatensaft mit Basilikum vermischen, würzen und gekühlt servieren.

Kartoffelsuppe mit Pilzen

300 g mehligkochende Kartoffeln
100 g Suppengemüse
  (Lauch, Sellerie, Karotte)
1 Knoblauchzehe, fein gehackt
1 TL Butter
300 ml Gemüsebrühe
100 g Egerlinge oder Champignons
50 ml Sahne
etwa 100 ml Milch
Salz, Pfeffer, Muskatnuß

■ Die Kartoffeln schälen und würfeln. Das Suppengemüse putzen und kleinschneiden.
■ Die Knoblauchzehe in der heißen Butter andünsten, Kartoffeln und das Suppengemüse zugeben und die Gemüsebrühe angießen. Zugedeckt in 30 Minuten weichkochen.
■ Die Pilze säubern und in dünne Scheiben schneiden. Zusammen mit der Sahne in eine feuerfeste Form geben, mit Alufolie verschließen und im Backofen bei 180 Grad 15 Minuten lang garen.
■ Das weichgekochte Gemüse pürieren und wieder erhitzen. Je nach gewünschter Konsistenz der Suppe mit Milch aufgießen und mit Salz, Pfeffer und Muskatnuß würzen.
■ Zuletzt die garen Pilze in die Suppe geben und servieren.

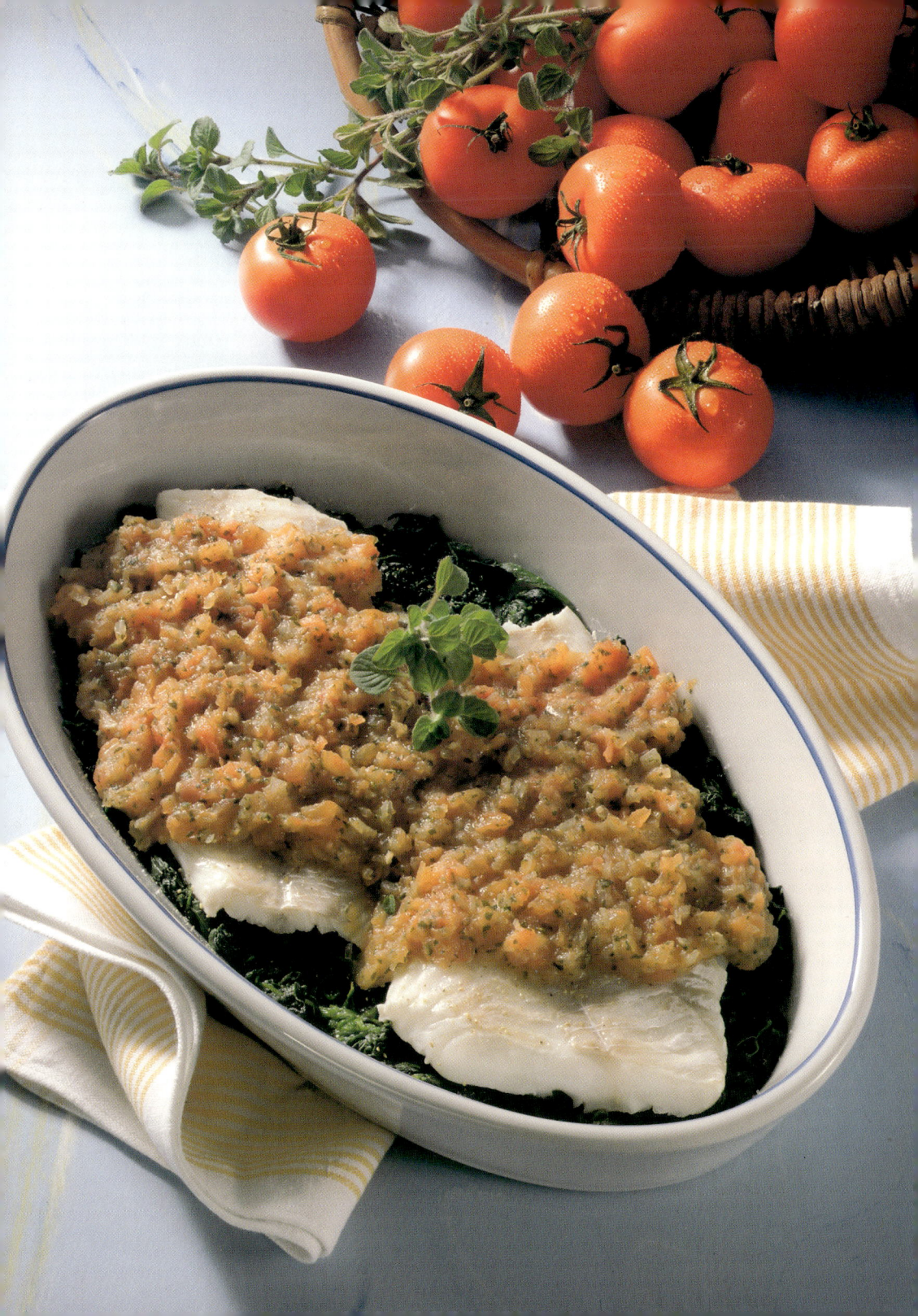

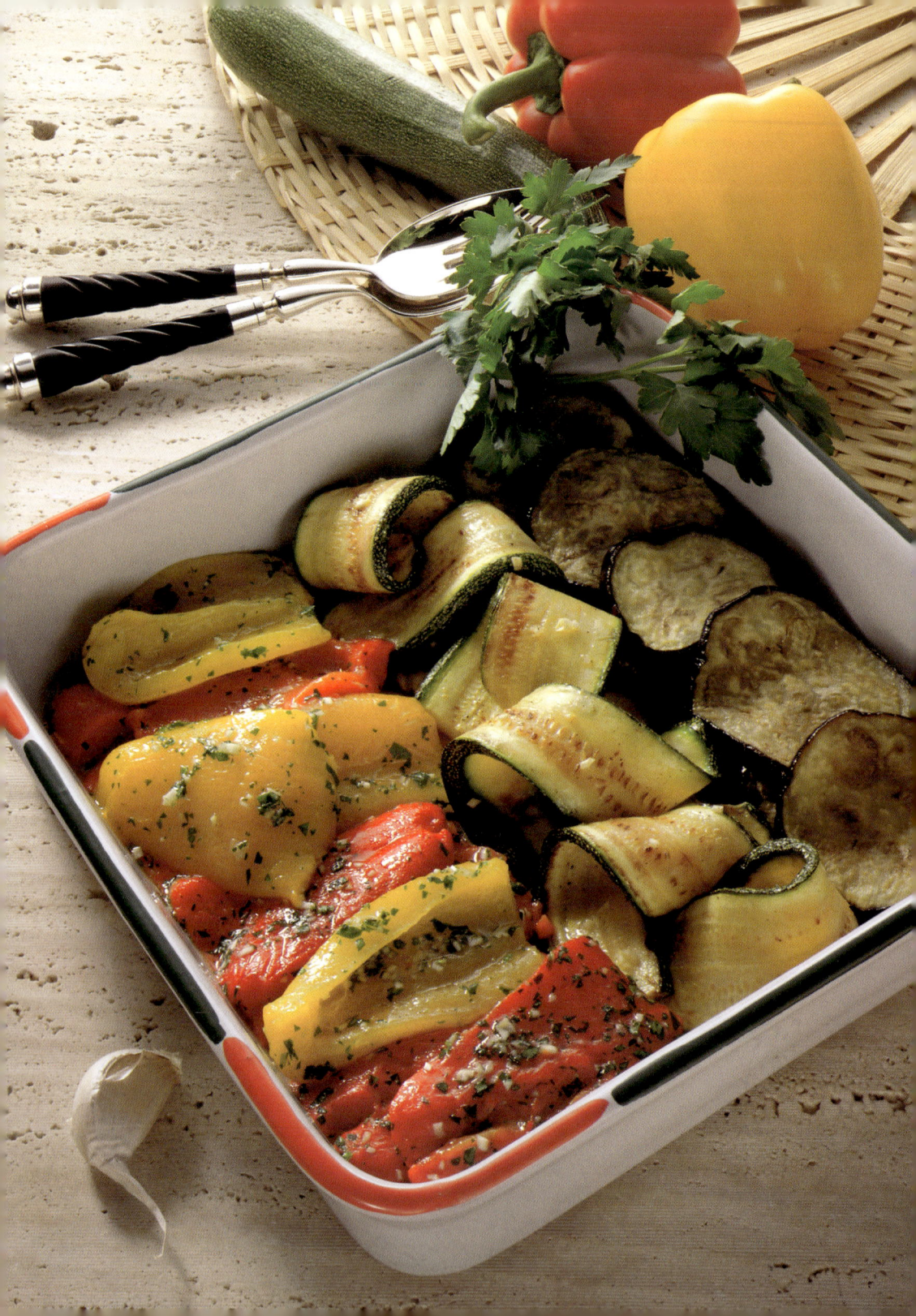

Kabeljaufilet mit Tomatensauce

2 Kabeljaufilets à 200 g
2 EL Zitronensaft
500 g enthäutete, gehackte Tomaten
1 Zwiebel, fein gehackt
1 Knoblauchzehe, fein gehackt
1 EL Öl
1 EL Oregano, fein gehackt
1 Packung Tiefkühl-Blattspinat (300 g)
Salz, Pfeffer, Muskatnuß

■ Das Fischfilet säubern, trockentupfen und mit dem Zitronensaft beträufeln.
■ Für die Tomatensauce die Zwiebel und die Knoblauchzehe im heißen Öl goldgelb andünsten. Die Tomaten und Oregano zugeben, salzen und pfeffern und 15 Minuten bei geringer Hitze einkochen lassen.
■ Den Blattspinat nach Anweisung auftauen und erhitzen, mit Salz, Pfeffer und Muskatnuß würzig abschmecken.
■ Den Blattspinat in eine feuerfeste Form füllen. Die Fischfilets darauflegen und mit Salz und Pfeffer bestreuen. Die Tomatensauce darüber verteilen.
■ Die Form mit Alufolie abdecken und im vorgeheizten Backofen bei 180 Grad etwa 25 bis 30 Minuten dünsten. Dazu pro Portion zwei Pellkartoffeln servieren.

Mariniertes Gemüse

2 rote und 1 gelbe Paprikaschote
1 Aubergine
2 Zucchini
Olivenöl
2 EL gehackte Petersilie
2 Knoblauchzehen, fein gehackt
2 TL Zitronensaft
Salz, Pfeffer

■ Die Paprikaschoten im Backofen bei 180 Grad auf dem Rost braten, bis die Haut Blasen wirft. Herausnehmen, kurz abkühlen lassen und die Haut abziehen. Die Kerne entfernen und das weiche Fleisch in Achtel teilen.
■ Mit Salz, Pfeffer, 1 Knoblauchzehe, 3 EL Olivenöl und Petersilie marinieren und drei Stunden durchziehen lassen.
■ Die Aubergine in 1/2 cm dicke Scheiben schneiden. Jede Scheibe salzen, aufeinanderlegen und mit einem Gewicht beschwert 1/2 Stunde den bitteren Saft ziehen lassen. Danach ausdrücken und auf einem Backblech auslegen.
■ Jede Scheibe dünn mit Olivenöl bestreichen und im Backofen bei 180 Grad 20 Minuten backen, dabei einmal wenden. Abkühlen lassen.
■ Die Zucchini längs in 1/2 cm dicke Scheiben schneiden. In heißem Olivenöl mit etwas Knoblauch von beiden Seiten braten (die Scheiben sollen noch Biß haben). Mit Salz, Pfeffer und Zitronensaft würzen und 3 Stunden durchziehen lassen.
■ Das marinierte Gemüse auf einer Platte anrichten. Dazu gibt es Vollkornbrot.

Frühstücksomelett

4 Eier
1 Zwiebel, kleingehackt
1 grüne Paprikaschote
50 g gekochter Schinken
50 g junger Gouda am Stück
2 EL Butter
Salz, Pfeffer

■ Die Eier mit Salz und Pfeffer verquirlen.
■ Die Paprikaschote säubern und in kleine Würfel schneiden, ebenso den Schinken und den Käse. Etwas Butter in einer Pfanne erhitzen und die Zwiebeln und die Paprikastückchen bei geringer Hitze andünsten.
■ Die restliche Butter in zwei Pfannen erhitzen. In jede Pfanne die Hälfte der Eimasse sowie Gemüse, Schinken und Käse geben.
■ Die Omeletts zugedeckt bei geringer Hitze stocken lassen, zusammenklappen und gleich servieren. Dazu gibt es ein Vollkornknäckebrot.

Zucchinisuppe

400 g Zucchini
2 EL sehr gutes Olivenöl
1 kleine Zwiebel, fein gehackt
250 ml Gemüsebrühe
1/2 Bund Basilikum
Pfeffer, Salz

■ Die Zucchini grob würfeln. 1/2 EL Öl erhitzen und die Zwiebel goldgelb andünsten. Die Zucchini zugeben und mit der Brühe auffüllen. Die Zucchini sehr weich dünsten, dann fein pürieren.
■ Die Suppe vorsichtig wieder erhitzen und mit Pfeffer und Salz abschmecken. Nach Geschmack mit Wasser auffüllen, die Suppe soll jedoch von dickerer Konsistenz sein.
■ Vor dem Servieren das gehackte Basilikum und das restliche Öl zugeben.

Gefüllte Putenschnitzel

2 Putenschnitzel à 200 g
50 g Frischkäse
4 EL gehackte gemischte Kräuter
1 EL frisch geriebener Meerrettich
2 EL Öl
300 g Brokkoli
1 EL Butter
2 EL Mandelblättchen
Salz, Pfeffer

■ In die Putenschnitzel vom Metzger eine Tasche einschneiden lassen. Den Frischkäse mit den Kräutern und dem Meerrettich vermischen und in die Tasche füllen, diese mit Holzspießchen verschließen.
■ Den Brokkoli putzen, in kleine Röschen zerteilen, die Stiele schälen und in Scheiben schneiden. In leicht gesalzenem Wasser bißfest garen. Die Mandelblättchen in einer Pfanne ohne Fett anrösten.
■ Die Putenschnitzel im heißen Öl von beiden Seiten je 5 Minuten braten, danach erst salzen und pfeffern.
■ Den Brokkoli abtropfen lassen und in der heißen Butter durchschwenken, zum Servieren mit den Mandelblättchen bestreuen.

Joghurt-Schoko-Mousse

2 Blatt weiße Gelatine
100 g Naturjoghurt
1 EL Kakaopulver
60 ml Milch
1/2 TL flüssiger Süßstoff
100 ml Sahne
2 EL gehackte Mandeln

■ Die Gelatine in reichlich kaltem Wasser 10 Minuten einweichen.
■ Das Kakaopulver in der kalten Milch glatt rühren und vorsichtig unter Rühren erhitzen, dann lauwarm abkühlen lassen.
■ Die Gelatine ausdrücken und unter Rühren im Kakao auflösen. Den Joghurt glattrühren, die Kakaomilch und die Mandeln einrühren und mit Süßstoff nach Geschmack süßen.
■ Die Sahne steifschlagen und unter den Joghurt heben, sobald dieser anfängt, etwas festzuwerden.
■ Die Mousse im Kühlschrank in 3 Stunden fest werden lassen.

Pikanter Salat

1 kleiner roter Rettich
1/4 Salatgurke
1 gelbe Paprikaschote
2 Tomaten
1/2 grüne Chilischote
1 Knoblauchzehe, fein gehackt
1 EL Zitronensaft, 2 EL Olivenöl
2 EL Petersilie, fein gehackt
Salz

■ Rettich, Gurke, Paprika und Tomaten in kleine Würfel schneiden.
■ Die Chilischote sehr fein hacken und mit den restlichen Zutaten eine Marinade bereiten.
■ Den Salat damit anmachen und 10 Minuten durchziehen lassen. Vor dem Servieren nochmals abschmecken

Avocado mit Crevetten

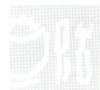

2 reife Avocados
200 g Crevetten
150 g Naturjoghurt
2 EL Crème fraîche
2 TL Tomatenmark
1 EL Zitronensaft
2 EL Dill
Salz, Pfeffer, Milchzucker

■ Die Avocados halbieren und den Stein entfernen. Die Crevetten auf den Avocados verteilen.
■ Für die Sauce die übrigen Zutaten verrühren und nach Geschmack mit Milchzucker süßen.
■ Die Sauce über die Crevetten verteilen und mit ein paar Dillzweiglein garnieren. Sofort servieren.

Frühstücksmüsli

(siehe 1. Tag)

Gemüsesaft

100 ml Karottensaft
100 ml Rote-Bete-Saft
150 g Sahne-Dickmilch
Salz, Pfeffer

■ Die Zutaten gut verrühren und gekühlt servieren.

Möhren-Kohlrabi-Rohkost

2 Möhren
1 Kohlrabiknolle
75 g Naturjoghurt
1 TL Zitronensaft
Salz, Pfeffer
1 EL Schnittlauchröllchen

■ Die Möhren und die Kohlrabiknolle säubern und grob raspeln.
■ Aus dem Joghurt, Zitronensaft, Schnittlauch, Salz und Pfeffer eine Marinade bereiten und die Rohkost damit anmachen.

Gratiniertes Gemüse

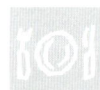

1 Zwiebel, fein gehackt
1 große Karotte
1 große Stange Lauch
3 Kartoffeln
100 ml Gemüsebrühe
1 EL Öl
Pfeffer, Salz, Muskat
3 Frühlingszwiebeln
100 ml Sauerrahm
3 EL Schnittlauchröllchen
60 g geriebener Emmentaler

■ Karotte und Lauch putzen, Kartoffeln schälen und alles in Scheiben schneiden.
■ Die Zwiebel im heißen Öl goldgelb anbraten, das Gemüse zugeben und mit der Gemüsebrühe auffüllen. Bei mäßiger Hitze 15 Minuten garen.
■ Die Frühlingszwiebeln säubern, halbieren und in schmale Streifen schneiden. Zuletzt unter das Gemüse mischen.
■ Alles mit Salz, Pfeffer und Muskat würzen und in eine Auflaufform geben.
■ Den Sauerrahm mit dem Schnittlauch verrühren und über das Gemüse verteilen.
■ Den Käse darüberstreuen und die Form mit Alufolie abdecken. Im vorgeheizten Backofen bei 180 Grad 20 Minuten garen.

Rote-Bete-Suppe

250 g gegarte Rote Bete
1/4 Salatgurke
2 Frühlingszwiebeln
150 ml Rote-Bete-Saft
150 ml Gemüsefond
2 EL gehackter Dill
1 Knoblauchzehe, fein gehackt
2 EL Essig
50 ml Sauerrahm
Salz, Pfeffer

■ Die gegarten Rote-Bete-Knollen schälen, 1/4 Knolle zurückbehalten, den Rest grob würfeln. Die Gurke schälen, entkernen und grob würfeln.
■ Die Frühlingszwiebeln putzen, in Ringe schneiden.
■ Alles zusammen mit dem Rote-Bete-Saft und dem Gemüsefond fein pürieren. Die Suppe vorsichtig erhitzen, den Dill, Knoblauch, Essig sowie Salz und Pfeffer zugeben und abschmecken.
■ Die restliche Rote-Bete-Knolle klein würfeln und in die Suppe geben.
■ Zuletzt den Sauerrahm einrühren, dabei die Suppe nicht mehr kochen lassen (Sauerrahm gerinnt sonst).

Fischsalat

200 g Kabeljaufilet
1 EL Zitronensaft
1 kleine Dose Maiskörner (150 g)
2 große Tomaten
4 Frühlingszwiebeln
1/2 Salatgurke
1/2 Bund Rauke
2 EL Zitronensaft
2 EL Olivenöl
1 Knoblauchzehe, fein gehackt
Salz, Pfeffer

■ Das Fischfilet säubern und mit dem Zitronensaft beträufeln.
■ 1/2 Liter Wasser zum Kochen bringen und den Fisch im Gemüseeinsatz über Dampf in wenigen Minuten garen. Abkühlen lassen und in Stücke zerteilen.
■ Den Mais auf einem Sieb abspülen und abtropfen lassen. Die Tomaten in Würfel zerteilen. Die Frühlingszwiebeln putzen, halbieren und in Scheiben schneiden. Die Gurke schälen und in Würfel schneiden.
■ Aus Zitronensaft, Öl, Knoblauchzehe, Salz und Pfeffer eine Marinade bereiten und mit den Salatzutaten und dem Fisch mischen. Den Salat 15 Minuten ziehen lassen.
■ Die Rauke in Streifen schneiden, mit dem Salat vermischen und nochmals abschmecken. Mit einer Scheibe Roggenvollkornbrot servieren.

Tomaten-Gurken-Frühstück

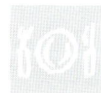

3 mittelgroße Tomaten
1/4 Salatgurke
50 g Doppelrahmfrischkäse
75 g Magerjoghurt
3 EL gehackte Kresse
Salz, Pfeffer

- Den Frischkäse mit dem Joghurt und der Kresse cremig verrühren.
- Die Tomaten achteln, die Gurke schälen und in Scheiben schneiden.
- Mit Salz und Pfeffer bestreuen und in den cremigen Frischkäse dippen.
- Dazu gibt es pro Person eine Scheibe Knäckebrot.

Minzkefir

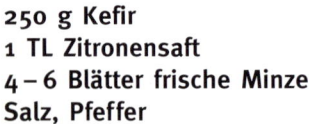

250 g Kefir
1 TL Zitronensaft
4 – 6 Blätter frische Minze
Salz, Pfeffer

- Die Minze sehr fein hacken und mit dem Kefir und dem Zitronensaft vermischen. Mit Salz und Pfeffer abschmecken.

Blattsalate

50 g Feldsalat
1 kleiner Radicchio
1/2 kleiner Endivien- oder Friseesalat
1/2 Bund Rauke
3 Frühlingszwiebeln
2 EL Walnußöl
2 EL Essig
Salz, Pfeffer

- Den Feldsalat gründlich putzen.
- Den Radicchio in mundgerechte Stücke zerteilen, den Endiviensalat und die Rauke in breite Streifen schneiden.
- Die Frühlingszwiebeln in schmale Röllchen schneiden.
- Aus den restlichen Zutaten eine Marinade rühren, den Salat damit anmachen und sofort servieren.

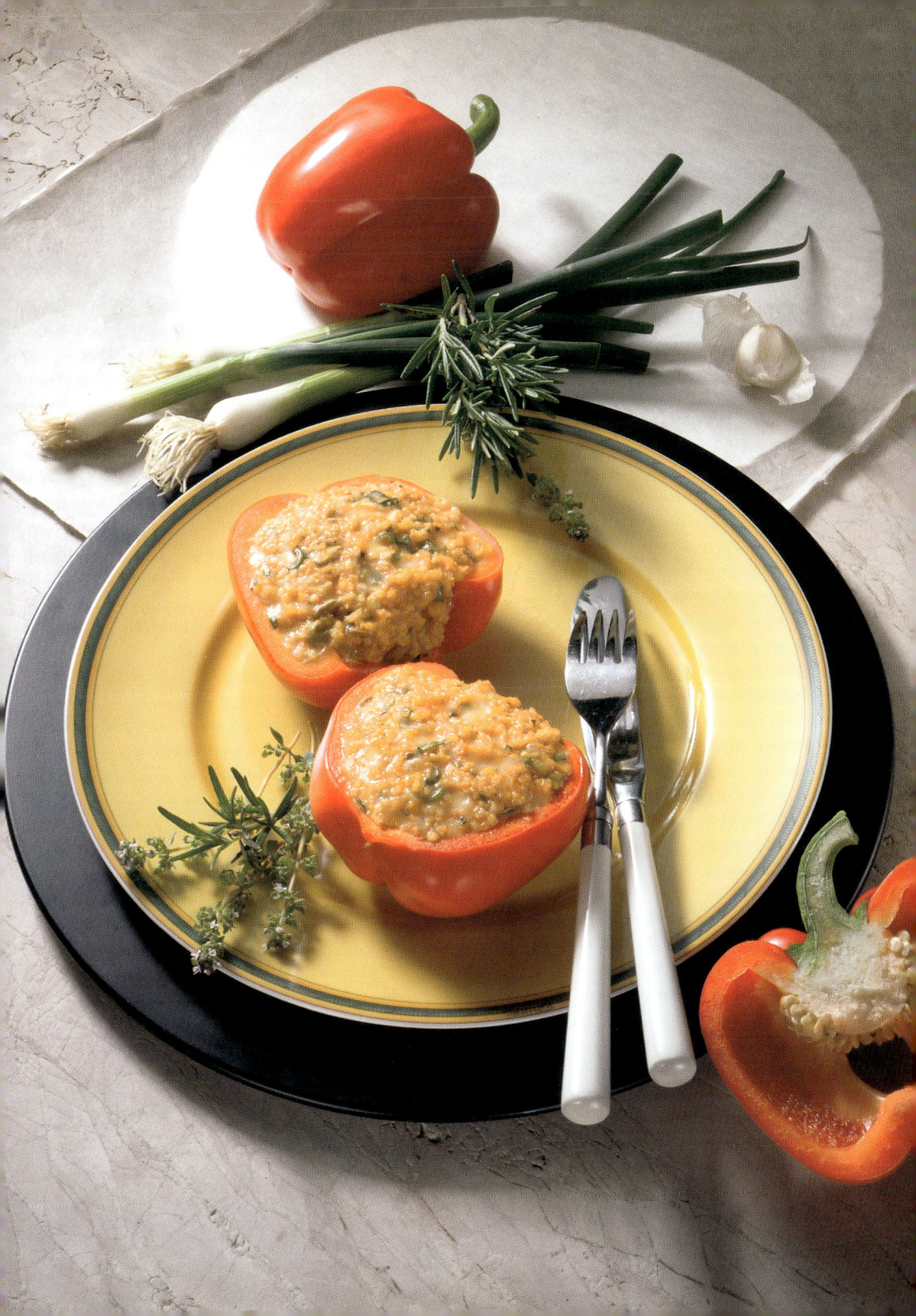

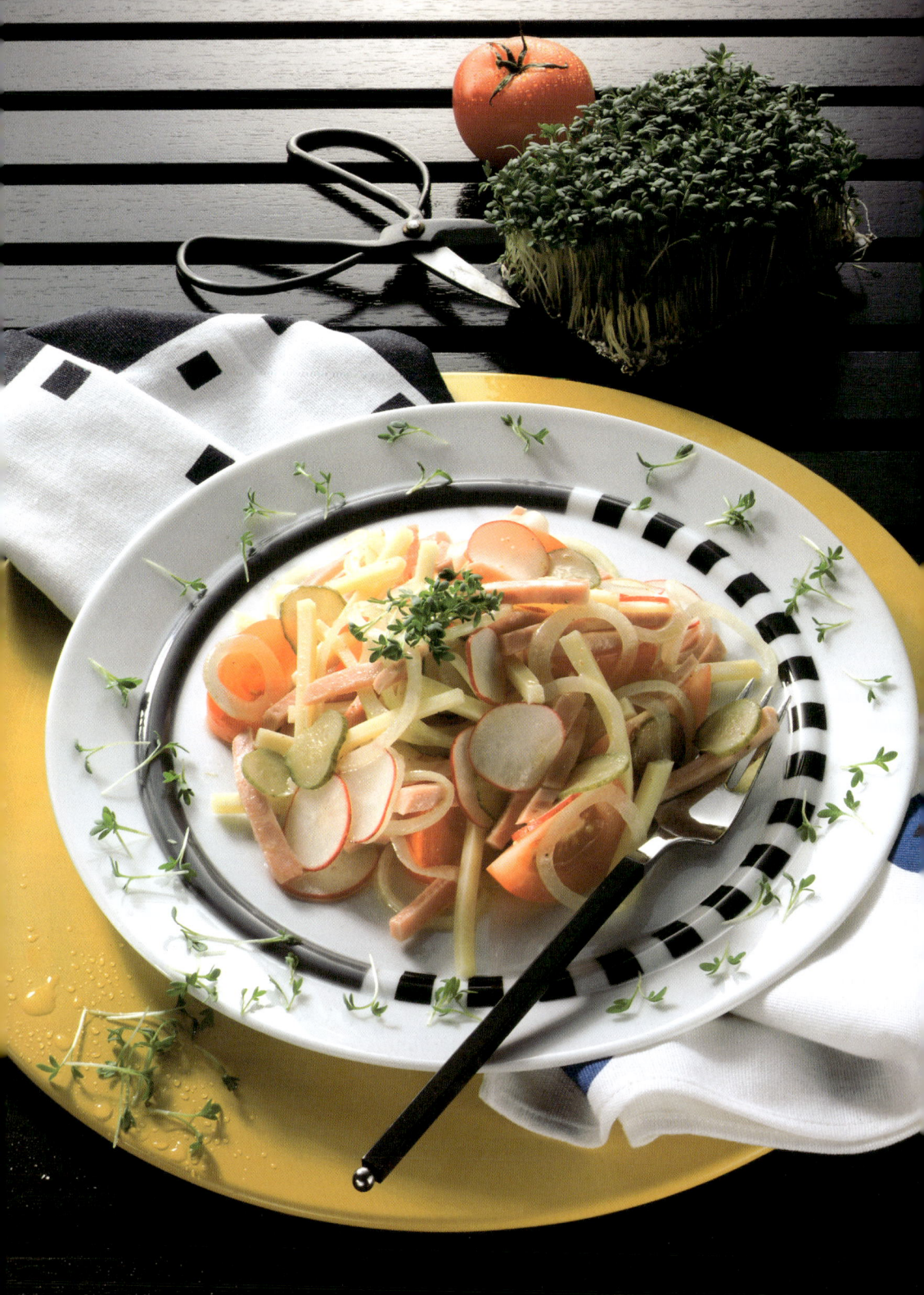

Gefüllte Paprikaschoten

70 g Hirse
150 ml Gemüsebrühe
2 große Paprikaschoten
1 kleine Zwiebel, fein gehackt
1 Knoblauchzehe, fein gehackt
4 Frühlingszwiebeln
1 Ei
1 Beutel Mozzarella, in kleinen Würfeln
2 EL Tomatenmark
je 1 TL gehackter Thymian und Rosmarin
Salz, Pfeffer
2 EL Sonnenblumenkerne

■ Die Hirse in die kochende Gemüsebrühe einstreuen, aufkochen und dann bei geringer Hitze in 30 Minuten ausquellen lassen.
■ Die Paprikaschoten halbieren, den Strunk und die Kerne entfernen. Die Frühlingszwiebeln in schmale Röllchen schneiden.
■ Alle Zutaten mit der garen Hirse vermischen, kräftig würzen und die Masse in die Paprikaschoten füllen.
■ In eine Form setzen, wenig Wasser angießen, mit Alufolie abdecken und bei 180 Grad in 30 Minuten garen.

Wurstsalat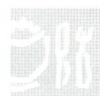

100 g Bierschinken
60 g Emmentalerkäse
2 Tomaten
1 Zwiebel, in dünnen Ringen
1/2 Bund Radieschen
2 Essiggurken
4 EL Essig
2 EL Distelöl
1 TL scharfer Senf
Salz, Pfeffer
1/2 Schale Kresse

■ Den Bierschinken und den Käse in Stifte schneiden.
■ Die Tomaten achteln, die Radieschen und die Essiggurken in Scheiben schneiden.
■ Aus Essig, Öl, Senf, Salz und Pfeffer eine Marinade anrühren und den Salat damit anmachen. 15 Minuten ziehen lassen.
■ Vor dem Servieren mit der Kresse garnieren. Dazu gibt es eine Scheibe Roggenvollkornbrot.

Tip

Hirse, eine Getreideart mit kräftigem, herzhaftem Geschmack, ist außergewöhnlich mineralstoffhaltig. Besonders reich ist ihr Gehalt an Kieselsäure, die für feste Nägel und Haare sorgt. Während sie in früheren Jahrhunderten auch bei uns eine Rolle in der Ernährung spielte, ist die Hirse heute nur noch in afrikanischen Ländern ein wichtiges Grundnahrungsmittel.
Hirse ist ähnlich einfach zu kochen wie Reis und kann sowohl für pikante Gerichte wie auch für Süßspeisen (mit Milch gekocht) als Grundlage verwendet werden.

Kräuterei

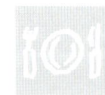

....

2 große Eier
50 g gekochter Schinken
1 TL Butter
2 EL gehackter Kerbel
2 EL geriebener Käse
2 EL Milch
Salz, Pfeffer

■ Den Schinken in kleine Würfel schneiden. Mit der Butter in 2 feuerfeste Tassen
oder Förmchen verteilen und je ein Ei dar-
übergleiten lassen. Salzen, pfeffern, mit
dem Kerbel und dem Käse bestreuen und
mit der Milch benetzen.
■ Jede Tasse mit Alufolie abdecken und in
ein leise kochendes Wasserbad stellen (sie
sollen gut zur Hälfte im Wasser stehen).
Die Eier in 10 bis 15 Minuten stocken lassen.

Tomaten-Vitamin-Drink

....

2 enthäutete Tomaten
1 Schalotte, kleingehackt
1/2 Becher Naturjoghurt
1 EL Dill, kleingehackt
100 ml Kefir
Salz, Pfeffer
2 Spritzer Tabasco

■ Alle Zutaten im Mixer gut pürieren und
gekühlt servieren.

Salatsuppe

....

1 Zwiebel, kleingehackt
1 EL Butter
2 EL Haferflocken
250 ml Gemüsebrühe
250 g Blattsalat (Endivien oder Kopfsalat)
je eine Prise Muskat und Cayennepfeffer
Salz, Pfeffer
2 EL Crème fraîche
1/4 Bund Rauke

■ Den Blattsalat putzen und in dünne
Streifen schneiden. Die Butter erhitzen und
die Zwiebeln glasig andünsten. Die Salat-
streifen, Haferflocken und Gemüsebrühe zugeben, einmal aufkochen und bei geringer
Hitze in 10 Minuten weichdünsten lassen.
■ Die Suppe im Mixer sehr fein pürieren.
Vorsichtig wieder erhitzen und die Crème
fraîche zugeben. Die Suppe mit den Gewürzen abschmecken, dabei vom Cayennepfeffer nur eine Spur verwenden.
■ Zuletzt die Rauke in schmale Streifen
schneiden und in die Suppe geben.

Forellen mit Karottengemüse

....

2 küchenfertige Forellen
4 EL gehackte, gemischte Kräuter
   (Dill, Petersilie, Estragon)
2 EL Butter
1 EL Zitronensaft
Salz, Pfeffer
2 große Karotten
3 Frühlingszwiebeln

■ Die Forellen abspülen, trockentupfen und mit dem Zitronensaft beträufeln. Von innen und außen etwas salzen, je 1 EL Kräuter ins Innere der Forellen geben.

■ 2 Bögen Alufolie mit 1 EL Butter bestreichen, die restlichen Kräuter darauf verteilen und die Forellen darauf legen. Die Alufolie darüber einschlagen und fest zusammendrücken. Im vorgeheizten Ofen bei 180 Grad in 30 Minuten garen.

■ Die Karotten putzen und schräg in dünne Scheiben schneiden. Die restliche Butter erhitzen, 2 EL Wasser und die Karotten dazu geben und im geschlossenen Topf in knapp 10 Minuten bißfest garen.

■ Die Frühlingszwiebeln in schmale Röllchen schneiden und nach 5 Minuten zu den Karotten geben. Das gare Gemüse mit Salz und Pfeffer würzen.

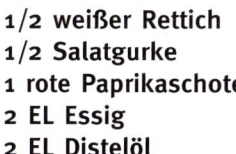

Rettichsalat
....

1/2 weißer Rettich
1/2 Salatgurke
1 rote Paprikaschote
2 EL Essig
2 EL Distelöl
Salz, Pfeffer
1/2 Bund Rauke

■ Den geschälten Rettich quer in dünne Scheiben schneiden, etwas salzen und 5 Minuten lang ziehen lassen.

■ Die ungeschälte Gurke in dünne Scheiben schneiden. Den Paprika entkernen und in kleine Würfelchen schneiden.

■ Den Rettich mit den Gurkenscheiben dachziegelartig auf zwei Tellern anrichten.

■ Die Paprikawürfel darüberstreuen.

■ Aus Essig, Distelöl, Salz und Pfeffer eine Marinade bereiten und über den Salat gießen.

■ Die Rauke in feine Streifen schneiden, über dem Salat verteilen und sofort servieren.

Backkartoffeln mit Quark
....

2 große Kartoffeln
Rosenpaprika, edelsüß
1 EL Olivenöl
200 g Magerquark
6 EL Buttermilch
2 TL frisch geriebener Meerrettich
3 EL Schnittlauchröllchen
Salz, Pfeffer

■ Die Kartoffeln sehr sauber waschen, nicht schälen, halbieren und die Schnittflächen mit Paprika, Salz und Pfeffer bestreuen. Das Öl darüber verstreichen und die Kartoffeln mit der Schnittfläche nach oben im Backofen bei 180 Grad in etwa 30 Minuten garen.

■ Den Quark mit der Buttermilch glattrühren. Mit Meerrettich, Schnittlauch, Salz und Pfeffer abschmecken und zu den fertigen Kartoffeln reichen.

Frühstücksmüsli

(siehe 1. Tag)

Mandelmilch

250 ml Milch
4 – 5 TL ungesüßtes Mandelmus
flüssiger Süßstoff

■ Milch und Mandelmus im Mixer vermischen und mit wenig Süßstoff nach Geschmack süßen.

Rettich-Gurken-Rohkost

1/2 weißer Rettich
1/2 Salatgurke
75 g Naturjoghurt
1 kleine Knoblauchzehe, fein gehackt
2 TL Zitronensaft
Salz, Pfeffer
2 EL Schnittlauchröllchen

■ Den Rettich und die Gurke schälen und grob raspeln. Auf Salattellern anrichten.
■ Aus dem Joghurt und den Gewürzen eine Salatsauce rühren und abschmecken.
■ Mit der Rohkost vermischen und mit dem Schnittlauch bestreut sofort servieren.

Überbackener Lauch

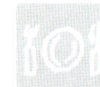

3 mittelgroße Lauchstangen
 (geputzt 300 g)
1 Zwiebel, fein gehackt
1 TL Öl
50 ml Gemüsebrühe
60 g Schinken in Scheiben
1 Ei
100 g Sauerrahm
50 g geriebener Gouda

■ Das harte Lauchgrün entfernen. Die Stangen in fingerlange Stücke schneiden und gründlich waschen.
■ Die Zwiebel im Öl andünsten, den Lauch und die Gemüsebrühe zugeben und zugedeckt 10 Minuten garen.
■ Das Ei mit dem Sauerrahm verrühren, Salz und Pfeffer zugeben. Den Schinken in kleine Stücke schneiden.
■ Den Lauch mit den Schinkenstücken in eine feuerfeste Form geben, die Eiersahne darübergießen, mit Käse bestreuen und im Backofen bei 180 Grad 25 Minuten backen.
■ Dazu gibt es 2 Petersilienkartoffeln pro Person.

Karottencremesuppe

300 g Karotten
1 kleine Zwiebel, fein gehackt
6 Blättchen frischer Majoran
1 Prise gemahlener Koriander
450 ml Gemüsebrühe
50 ml Schlagsahne
1 Prise Zimt
Salz, Pfeffer

■ Die Karotten säubern, in grobe Stücke schneiden.
■ Zusammen mit der Zwiebel, dem klein-gehackten Majoran und dem Koriander in der Gemüsebrühe weich kochen und dann fein pürieren.
■ Die Suppe wieder langsam erhitzen, die Schlagsahne unterrühren, mit Salz, Pfeffer und dem Zimt würzen.

Champignon-Käse-Salat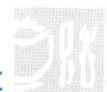

1/2 Romanosalat
1/2 Bund Radieschen
200 g Champignons
1 EL Butter
75 g Cheddar-Käse am Stück
1/2 Kästchen Kresse
75 g Naturjoghurt
1 EL Zitronensaft
Salz, Pfeffer

■ Den Romanosalat in mundgerechte Stücke zerpflücken. Die Radieschen in dünne Scheiben schneiden.
■ Die Champignons säubern und vierteln. Die Butter erhitzen und die Pilze kurz braten, salzen und dann beiseite stellen.
■ Den Käse in dünne Stifte schneiden.
■ Aus Joghurt, Zitronensaft, Salz und Pfeffer eine Salatsauce rühren und mit den Salat-zutaten mischen. Abschmecken und mit der Kresse bestreut servieren.

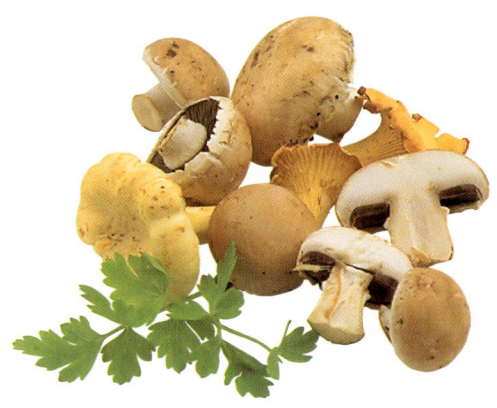

Apfelrohkost

2 säuerliche Äpfel
1 große Karotte
2 TL Zitronensaft
2 EL gehackte Haselnüsse
1 Becher Hüttenkäse

- Die Äpfel vierteln, entkernen und grob raspeln.
- Die Karotte putzen, ebenfalls raspeln und mit den Äpfeln und dem Zitronensaft sowie Milchzucker nach Geschmack vermischen.
- Den Hüttenkäse auf 2 Schälchen verteilen, darauf die Rohkost anrichten und mit den gehackten Haselnüssen bestreuen.

Rote-Bete-Buttermilch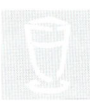

150 ml Rote-Bete-Saft
150 ml Buttermilch
1 Messerspitze Meerrettich
ein paar Spritzer Zitronensaft
Salz, Pfeffer

- Den Rote-Bete-Saft mit der Buttermilch vermischen und mit den Gewürzen pikant abschmecken.

Brunnenkressesalat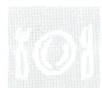

100 g Brunnenkresse
1/2 Salatgurke
1 rote Paprikaschote
1 Schalotte, fein gehackt
2 EL Olivenöl
2 El Essig
Salz, Pfeffer

- Die Brunnenkresse waschen und zerpflücken.
- Die Gurke schälen, halbieren und in dünne Scheiben schneiden.
- Die Paprikaschote vierteln, die Kerne und Trennwände entfernen und in kleine Stückchen schneiden.
- Aus Öl, Essig, Schalottenwürfel, Salz und Pfeffer eine Marinade bereiten und den Salat damit anmachen. Sofort servieren.

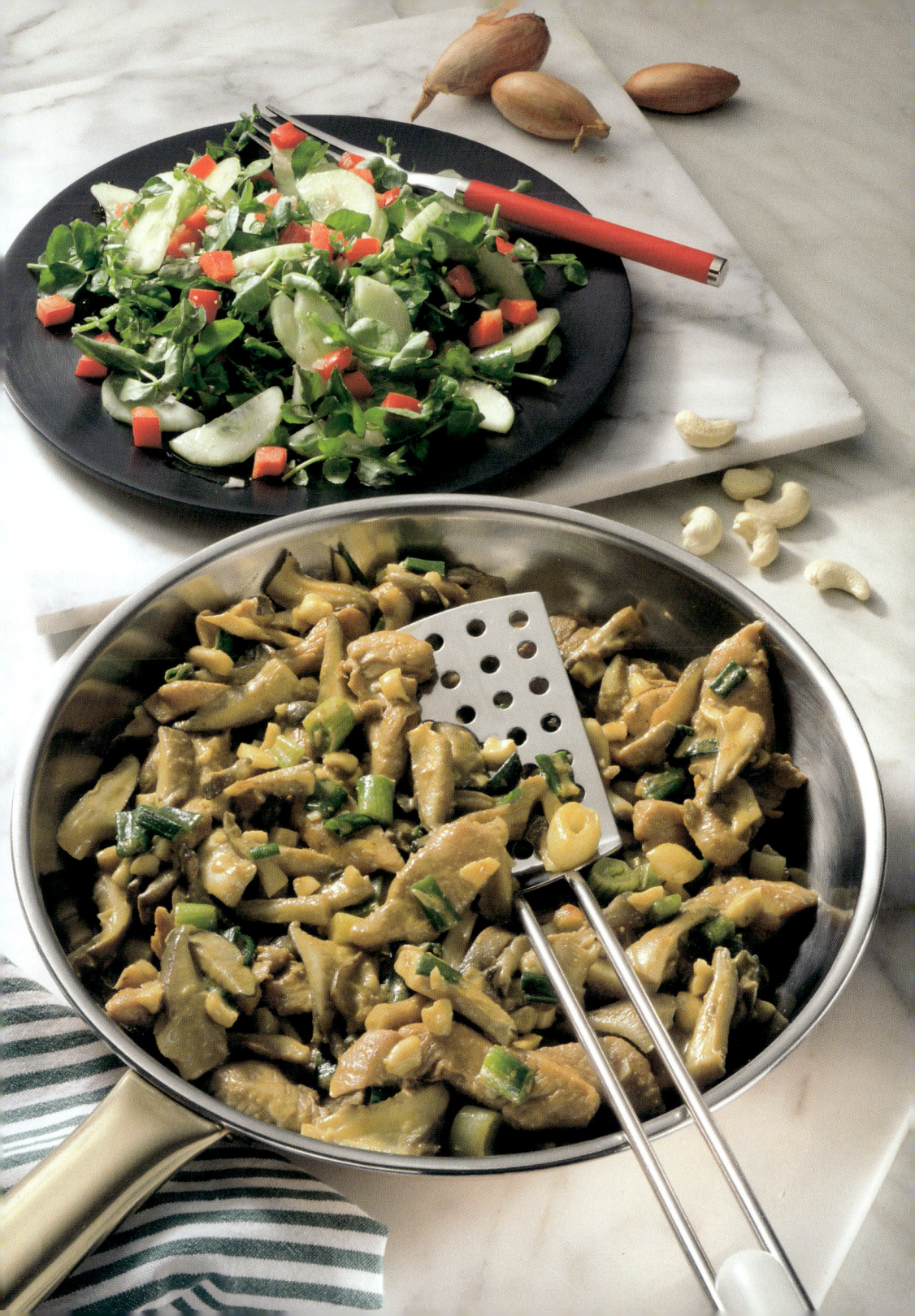

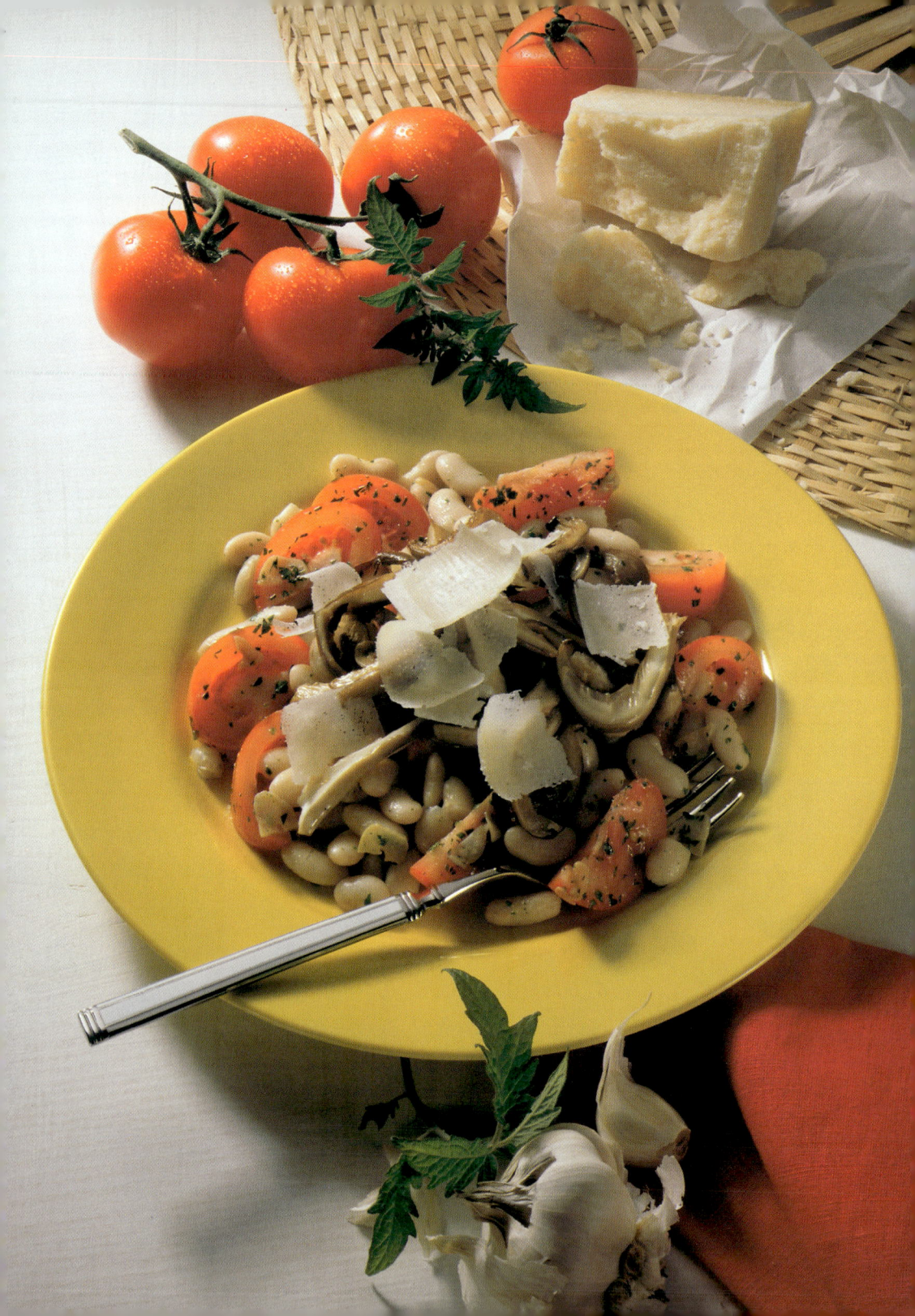

Putengeschnetzeltes

350 g Putenbrust
3 EL Sojasauce (zuckerfrei)
1 große Knoblauchzehe, fein gehackt
250 g Austernpilze
1 Bund Frühlingszwiebeln
2 EL grob gehackte Cashewkerne
3 EL Öl
2 EL Crème fraîche
75 ml Gemüsebrühe
1 EL Curry
Salz, Pfeffer

■ Die Putenbrust in breite Streifen schneiden und mit 1 EL Sojasauce 30 Minuten marinieren.
■ Die Austernpilze säubern (nicht waschen!) und in Streifen schneiden. Die Frühlingszwiebeln putzen und in breite Röllchen schneiden.
■ 2 EL Öl erhitzen und die Putenbruststreifen von allen Seiten braun anbraten. Zugedeckt warmstellen.
■ In einer zweiten Pfanne im restlichen Öl die Austernpilze, Frühlingszwiebeln, Cashewkerne und den Knoblauch unter Rühren 5 Minuten braten.
■ Das Putenfleisch, die Gemüsebrühe und Crème fraîche dazugeben. Mit Curry, der restlichen Sojasauce, Salz und Pfeffer würzen.
■ Mit Vollkornreis (siehe Seite 43) servieren.

Weiße–Bohnen–Salat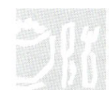

200 g weiße Bohnen (aus der Dose)
5 Tomaten
3 Knoblauchzehen
250 g Austernpilze
2 EL Sonnenblumenöl
2 EL gehackte Petersilie
2 EL Zitronensaft
2 EL Olivenöl
Salz, Pfeffer
30 g Parmesankäse am Stück

■ Die Knoblauchzehen schälen, in dünne Scheiben schneiden, salzen, 10 Minuten ziehen lassen, dann abspülen. In 1/2 EL Sonnenblumenöl kurz anbraten, dann abkühlen lassen.
■ Die Bohnen auf einem Sieb abspülen und abtropfen lassen. Die Tomaten halbieren und in Spalten zerteilen.
■ Den Zitronensaft mit Olivenöl, Salz, Pfeffer und Petersilie verrühren und mit den Bohnen, Tomaten und Knoblauch vermischen. 15 Minuten durchziehen lassen.
■ Die Austernpilze säubern (nicht waschen) und in Streifen schneiden. Im heißen Sonnenblumenöl portionsweise knusprig braten. Mit Salz und Pfeffer würzen.
■ Den Parmesan in hauchdünne Scheiben hobeln. Zusammen mit den lauwarmen Austernpilzen auf dem Bohnensalat anrichten und sofort servieren.

Radieschen-Quark-Brot

100 g Quark, Halbfettstufe
3 EL Milch
1 EL Schnittlauchröllchen
1 EL Petersilie
3 kleine Essiggurken (Cornichons)
1 kleine Zwiebel, sehr fein gehackt
1 TL Zitronensaft
Salz, Pfeffer
1/2 Bund Radieschen, dünne Scheiben
1/2 Schale Kresse
2 Scheiben Knäckebrot pro Person

■ Den Quark mit der Milch cremig rühren. Die Essiggurken in kleine Würfelchen hacken. Mit dem Quark, der Zwiebel, den Kräutern, Zitronensaft, Salz und Pfeffer vermischen und abschmecken.
■ Die Brote mit dem Kräuterquark bestreichen. Die Radieschen auf dem Quark anrichten.
■ Mit der Kresse bestreuen und servieren.

Avocadodrink

1 kleine, reife Avocado
2 EL Zitronensaft
300 ml Buttermilch
Süßstoff nach Geschmack

■ Die Avocado schälen, halbieren und den Kern entfernen. Würfeln und mit der Buttermilch und dem Zitronensaft vermischen.
■ Nach Geschmack süßen.

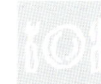

Fisch in der Folie

2 Seelachsfilets à 200 g
2 EL Zitronensaft
4 Frühlingszwiebeln
1 große Möhre
4 Stangen Staudensellerie
1 Knoblauchzehe, fein gehackt
2 EL Butter
1 EL scharfer Senf
2 EL gehackte Petersilie
Salz, Pfeffer

■ Den Fisch waschen, abtrocknen und mit dem Zitronensaft beträufeln.
■ Die Frühlingszwiebeln putzen und in schmale Röllchen schneiden. Die Möhre säubern und in streichholzdicke Stifte zerteilen. Die Selleriestangen in dünne Scheibchen schneiden.
■ 1 EL Butter erhitzen und das Gemüse unter Rühren etwa 5 Minuten dünsten. Salzen, pfeffern und die Knoblauchzehe dazugeben.
■ 2 Bogen Alufolie mit der restlichen Butter bestreichen. Die Hälfte des Gemüses darauf verteilen. Das Fischfilet darüberlegen, etwas salzen und mit Senf bestreichen. Das restliche Gemüse auf dem Fisch verteilen und mit der Petersilie bestreuen.
■ Die Alufolie über jedem Fischpäckchen fest zusammenfalten. In den vorgeheizten Backofen legen und bei 180 Grad 30 Minuten garen.
■ Dazu werden je 2 Pellkartoffeln pro Person gereicht.

Lauchsuppe

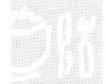

300 g Lauch (geputzt gewogen)
500 ml Gemüsebrühe
2 EL Crème fraîche
Salz, Pfeffer

■ Den Lauch putzen, in Ringe schneiden (auch das Lauchgrün verwenden).
■ In der Gemüsebrühe weich kochen und im Mixer sehr fein pürieren.
■ Wieder erhitzen, die Crème fraîche einrühren und mit Salz und Pfeffer abschmecken.

Tip

Auch heute enthält der Speiseplan viele Pilzfeinde:
Frühlingszwiebeln, Lauch, Schnittlauch, Knoblauch, Radieschen, Zwiebeln und Kresse machen den Candidapilzen das Leben schwer. Naturjoghurt hilft zudem den nützlichen Darmbakterien, die damit im Kampf gegen die Pilze gestärkt werden.
Außerdem: Sie haben nur noch 8 Tage strenge Anti-Pilz-Diät vor sich – das meiste haben Sie schon geschafft!

Endivien-Nuß-Salat

1/2 Endiviensalat
1 kleiner Radicchio
1/4 Salatgurke
1/2 Fenchelknolle
1 Karotte
2 hartgekochte Eier
12 Walnußhälften
100 g Naturjoghurt
2 EL Zitronensaft
Salz, Pfeffer

■ Den Endiviensalat waschen und in breite Streifen schneiden. Den Radicchio in mundgerechte Stücke zerpflücken.
■ Die Salatgurke schälen und in dünne Scheiben schneiden. Den Fenchel säubern und in dünne Scheiben hobeln.
■ Die Karotte grob raffeln. Die Eier schälen und in Scheiben schneiden. Die Walnüsse grob zerkleinern.
■ Aus den restlichen Zutaten eine Marinade rühren, abschmecken und mit den Salatzutaten (bis auf die Eier und Nüsse) vermischen.
■ Den Salat auf 2 Tellern anrichten, die Eischeiben darauflegen und die Nüsse darüberstreuen.

Rührei mit Räucherlachs

3 – 4 Eier
75 g Räucherlachs
1 Frühlingszwiebel
1 Zweig Koriander (ersatzweise Petersilie)
1 TL Butter
Salz, Pfeffer

■ Die Eier mit Salz und Pfeffer verquirlen.
■ Die geputzte Frühlingszwiebel in feine Ringe schneiden. Den Lachs in feine Streifen schneiden. Die Korianderblättchen von den Stielen zupfen.
■ Die Butter in einer beschichteten Pfanne erhitzen, die Frühlingszwiebel darin kurz anbraten.
■ Die Eimasse, den Räucherlachs und den Koriander dazugeben und unter ständigem Rühren garbraten. Sofort mit Knäckebrot servieren.

Gemüsebrühe mit Zuckerschoten

100 g Zuckerschoten
2 Frühlingszwiebeln
50 g Champignons
1 TL Butter
400 ml Gemüsebrühe
2 EL Schnittlauchröllchen

■ Die Enden der Zuckerschoten abschneiden und waschen. Die Frühlingszwiebeln schräg in dünne Röllchen schneiden.

■ Die Champignons waschen und in dünne Scheiben schneiden.
■ Die Butter erhitzen, die Frühlingszwiebeln und die Champignons kurz andünsten. Die Zuckerschoten und die Gemüsebrühe zugeben, einmal aufkochen lassen und bei schwacher Hitze 5 Minuten garen. Mit dem Schnittlauch bestreut servieren.

Gefüllte Kalbsschnitzel

2 Kalbsschnitzel à 150 g
2 dünne Scheiben gekochter Schinken
8 Salbeiblätter
1 Mozzarellakäse
2 EL Öl
Salz, Pfeffer
2 Zucchini
2 EL Olivenöl
1 Knoblauchzehe, fein gehackt

■ In die Kalbsschnitzel vom Metzger eine Tasche schneiden lassen. In diese kommt die Füllung: Je eine Scheibe Schinken, darauf die Salbeiblätter und Scheiben vom Mozzarella. Die Tasche mit Holzspießchen zustecken.
■ Das Gemüse vorbereiten: Die Zucchini längs in Scheiben schneiden.
■ In einer beschichteten Pfanne das Öl erhitzen und die Schnitzel auf jeder Seite etwa 5 Minuten braten. Erst vor dem Servieren salzen und pfeffern.
■ In einer anderen Pfanne die Zucchinischeiben im heißen Olivenöl zusammen mit der Knoblauchzehe bißfest garen. Zuletzt mit Salz und Pfeffer würzen und zum Kalbsschnitzel servieren.

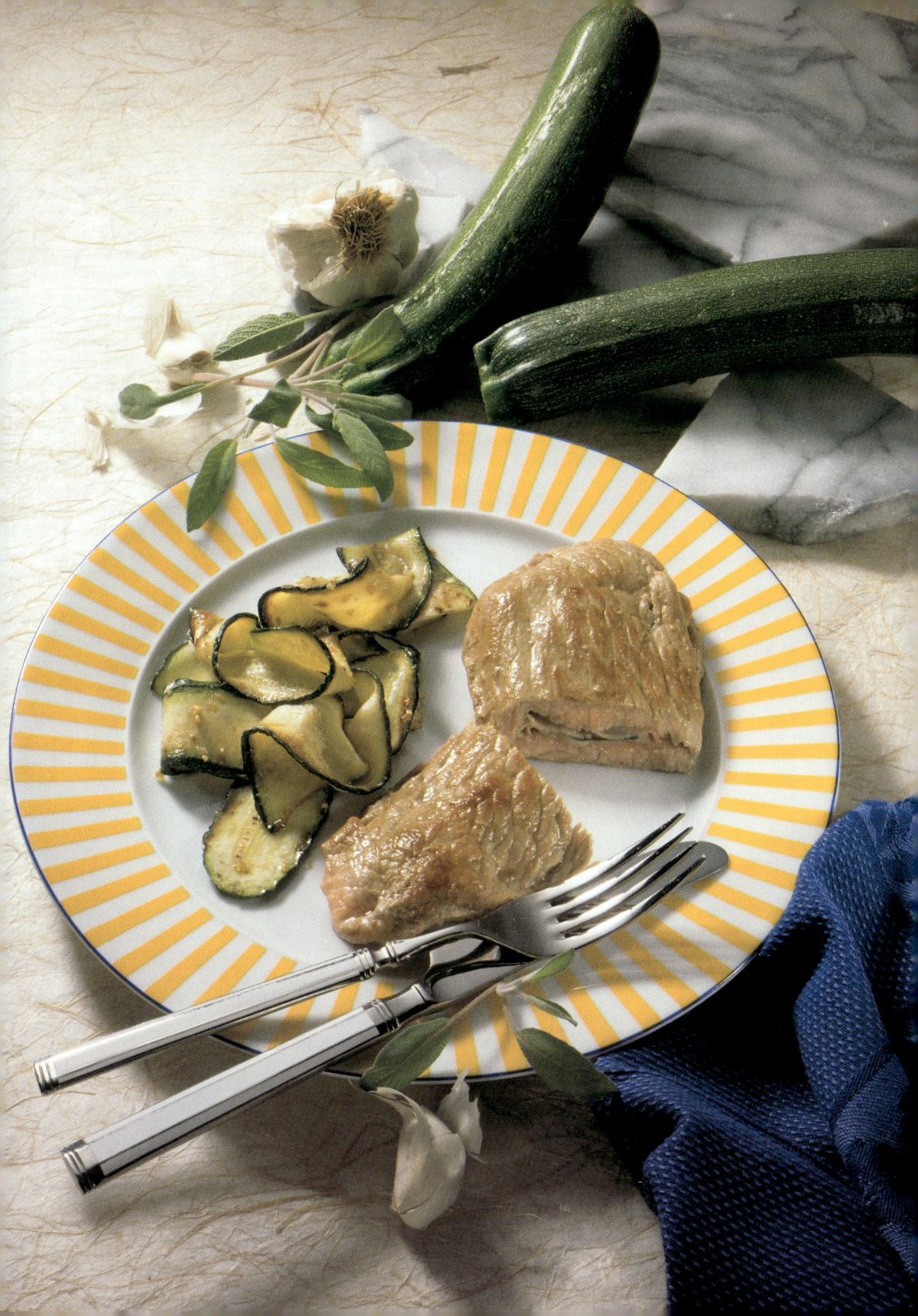

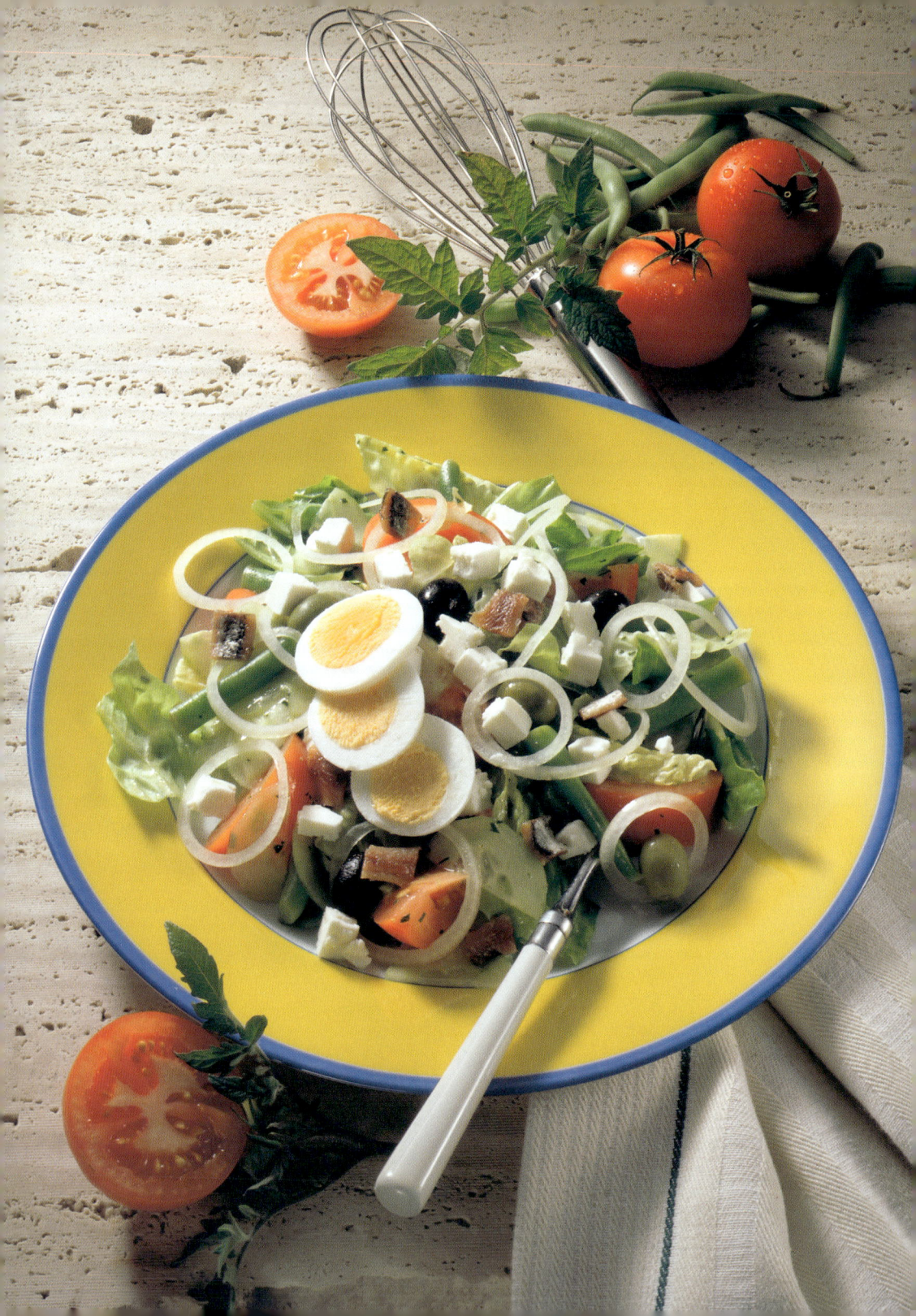

Mascarponedessert

2 Blatt weiße Gelatine
100 g Mascarpone
1 Eigelb
75 g Joghurt
50 ml Milch
1/2 TL flüssiger Süßstoff
Kakaopulver zum Dekorieren

■ Die Gelatine in kaltem Wasser einweichen.
■ Mascarpone mit Eigelb, Joghurt und Süßstoff cremig verrühren. Die Milch nur leicht erwärmen und die ausgedrückte Gelatine unter Rühren auflösen.
■ Die Mischung gründlich in die Mascarponecreme einrühren und diese in 2 oder 3 kalt ausgespülte Tassen einfüllen. Im Kühlschrank in 2 Stunden fest werden lassen.
■ Auf Teller stürzen und mit Kakaopulver besiebt servieren.

Mittelmeersalat

100 g grüne Bohnen
1/2 Romanosalat
1/2 Salatgurke
3 Tomaten
1 hartgekochtes Ei
100 g Schafskäse
je 6 schwarze und grüne Oliven
1 Zwiebel in dünnen Ringen
6 Sardellenfilets
3 EL Zitronensaft
2 EL Olivenöl

1 TL scharfer Senf
Salz, Pfeffer
1 EL gehackte Petersilie

■ Die Stielenden der Bohnen abschneiden und die Bohnen in kochendem Salzwasser bißfest garen. Abtropfen und auskühlen lassen, dann in fingerlange Stücke zerteilen.
■ Aus dem Zitronensaft, Olivenöl, Senf, Salz, Pfeffer und Petersilie eine Marinade bereiten und die Bohnen 15 Minuten darin ziehen lassen.
■ Den Romanosalat in mundgerechte Stücke zerpflücken. Die Gurke schälen, halbieren und in dünne Scheiben schneiden. Die Tomaten achteln.
■ Romanosalat, Gurke und Tomaten mit den Bohnen vermischen und den Salat auf zwei Tellern anrichten.
Das Ei schälen und in Scheiben zerteilen. Den Schafskäse in kleine Würfel schneiden. Die Sardellenfilets in fingerbreite Stücke zerteilen.
■ Die Eischeiben, Schafskäsewürfel, Sardellen sowie die Zwiebelringe und Oliven auf dem Salat anrichten und sofort mit einer Scheibe Roggenvollkornbrot servieren.

22. Tag

Frühstücksmüsli

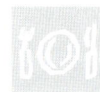

(siehe 1. Tag)

Kräuterdrink

4 EL fein gehackte, gemischte Kräuter
250 g Kefir
1 TL Zitronensaft
Salz, Pfeffer
2 Radieschen in dünnen Scheiben

■ Die Kräuter mit dem Kefir und Zitronensaft vermengen und mit Salz und Pfeffer
abschmecken.
■ Jedes Glas mit den Radieschenscheiben
belegen.

Radicchiosalat

1 Radicchio
100 g Feldsalat
2 EL Schnittlauchröllchen
1 EL gehackte Petersilie
2 EL Essig
2 EL Olivenöl
1 kleine Zwiebel, fein gehackt
1 Knoblauchzehe, fein gehackt
1 TL scharfer Senf
1 Prise Oregano

■ Den Radicchio in mundgerechte Stücke
zerpflücken. Den Feldsalat verlesen.
■ Aus den restlichen Zutaten eine Marinade bereiten und die Salate damit anmachen.

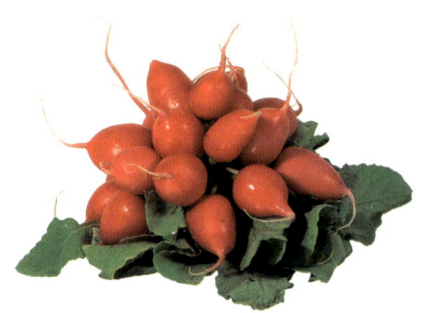

Sauerkrautauflauf

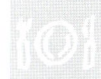

300 g frisches, rohes Sauerkraut
2 große Zwiebeln, in Würfeln
1 TL Butter
500 g mehlige Kartoffeln
100 ml süße Sahne
1 EL Sonnenblumenkerne
Salz, Pfeffer, Muskatnuß
75 g geriebener, mittelalter Gouda

■ Die Zwiebeln in der heißen Butter gold-gelb andünsten. Das Sauerkraut und 150 ml Wasser zugeben. Zugedeckt bei milder Hitze 30 Minuten köcheln lassen.
■ Die Kartoffeln schälen, in Stücke schneiden und in wenig kochendem Salzwasser weichkochen.
■ Mit einer Gabel zerdrücken, mit der Sahne zu einem festen Püree vermischen und mit Salz, Pfeffer und etwas geriebener Muskatnuß würzen.
■ In eine Auflaufform schichtweise das abgetropfte Sauerkraut und Püree einfüllen.
■ Zuletzt das Püree mit den Sonnenblumenkernen bestreuen, den Käse darüber geben und im Ofen bei 180 Grad 20 Minuten backen.

Bayerische Brotzeit

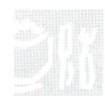

1/2 weißer Rettich
1/2 Salatgurke
4 dünne Scheiben Schwarzgeräuchertes
2 – 3 TL frisch geriebener Meerrettich
4 dünne Scheiben Emmentaler
2 Tomaten
Salz
4 Scheiben Vollkornroggenbrot
20 g Butter

■ Den Rettich und die Gurke schälen und in dünne Scheiben hobeln. In einer Schüssel mischen, etwas salzen und 5 Minuten ziehen lassen.
■ Die Brotscheiben dünn mit Butter bestreichen und je eine Scheibe Schwarzgeräuchertes, die man dünn mit Meerrettich bestreicht, darauflegen. Darüber kommt jeweils eine Scheibe Käse.
■ Die Tomaten in Scheiben schneiden, salzen und dachziegelartig auf die Brote legen. Zusammen mit dem Rettich-Gurken-Salat servieren.

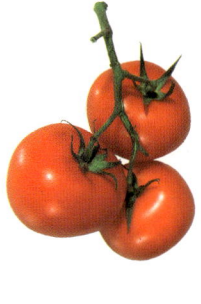

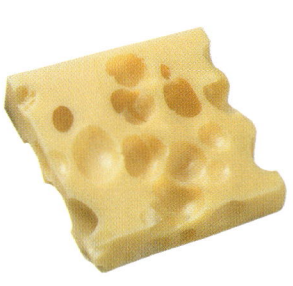

Hüttenkäse mit Paprika

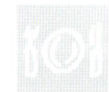

Je 1/2 gelbe und rote Paprikaschote
200 g Hüttenkäse
2 EL Schnittlauchröllchen
2 EL Sonnenblumenkerne
einige Salatblätter zur Garnitur

- Die Paprikaschoten entkernen und in sehr kleine Würfelchen schneiden.
- Mit dem Schnittlauch unter den Hüttenkäse mischen, nach Geschmack mit Kräutersalz und Pfeffer würzen und auf den Salatblättern anrichten. Die Sonnenblumenkerne darüberstreuen.
- Dazu Vollkornknäckebrot reichen.

Rote-Bete-Salat

300 g kleine Knollen Rote Bete
2 TL Öl
2 TL Essig
1 TL frisch geriebener Meerrettich
Salz, Pfeffer

- Die Knollen gründlich säubern und weich dämpfen. Kalt abschrecken, schälen, halbieren und in Spalten schneiden.
- Mit dem Essig, Öl, Meerrettich, Salz und Pfeffer anmachen. Vor dem Servieren 30 Minuten durchziehen lassen.

Möhrenbuttermilch

150 ml Buttermilch
150 ml Möhrensaft
1 EL gehackter Dill
Salz, Pfeffer

- Alles gut vermischen und nach Geschmack würzen.

Tip

Roh geriebener Meerrettich ist ein ausgezeichnetes Anti-Pilz-Mittel. Verantwortlich dafür sind schwefelhaltige Inhaltsstoffe. Zudem regen die enthaltenen ätherischen Öle die Produktion der Verdauungssäfte an. Auch das hilft, Infektionen zu bekämpfen.

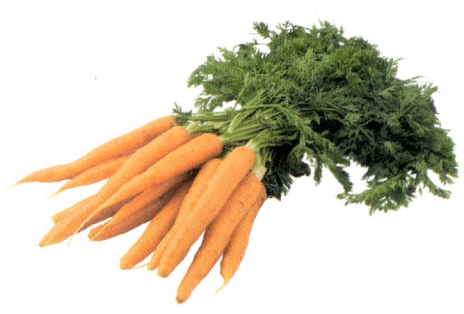

Zucchinigratin

2 Zucchini
2 große Kartoffeln
200 g Egerlinge
2 Frühlingszwiebeln
1 Knoblauchzehe, fein gehackt
1/2 Becher Sahne
70 g würziger Käse (z.B. Bergkäse)

- Die Zucchini waschen, die Enden abschneiden und in Scheiben schneiden. Die Kartoffeln schälen und in Scheiben schneiden.
- Die Pilze waschen und in dicke Scheiben zerteilen. Die Frühlingszwiebeln putzen und fein hacken.
- Die Zucchini, Kartoffeln und Pilze dachziegelartig in eine Form schichten, dabei mit Salz, Pfeffer und den gehackten Frühlingszwiebeln bestreuen.
- Die Sahne mit der Knoblauchzehe vermischen und über das Gratin gießen. Die Form mit Alufolie verschließen und im Backofen bei 180 Grad etwa 45 Minuten garen.
- Den Käse grob raffeln. Die Alufolie abnehmen, den Käse über den Auflauf streuen und 5 Minuten übergrillen.

Bunter Salat mit Speck

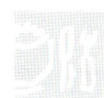

1/2 Eichblattsalat
3 Tomaten
1/4 Salatgurke
1 Bund Radieschen
je 1/2 rote und gelbe Paprikaschote
1 Karotte
1 hartgekochtes Ei
1 große Zwiebel, fein gehackt
100 g durchwachsener Speck
3 EL Zitronensaft
2 EL Öl
Salz, Pfeffer

- Den Salat waschen und in Stücke zerpflücken. Die Tomaten achteln. Die Gurke schälen und in dünne Scheiben schneiden.
- Die Radieschen in Stifte, die Paprikaschoten entkernen und in Streifen schneiden.
- Die Karotte grob raspeln. Das hartgekochte Ei schälen und in Scheiben schneiden.
- Den Speck in kleine Würfel schneiden. Zusammen mit den Zwiebeln in einer beschichteten Pfanne braten, bis die Zwiebeln glasig sind. Lauwarm abkühlen lassen.
- Aus Zitronensaft, Öl, Salz und Pfeffer eine Marinade bereiten und mit den Salatzutaten (bis auf das Ei) mischen. Den Salat auf 2 Teller verteilen.
- Die Eischeiben auf dem Salat anrichten und die Speck-Zwiebel-Mischung über den Eischeiben verteilen. Frisch gemahlenen Pfeffer darüberstreuen und gleich servieren.
- Dazu eine Scheibe Roggenvollkornbrot reichen.

Rühreier mit Tomaten und Basilikum

3 – 4 Eier
1 große Fleischtomate
1 Schalotte, feingewürfelt
3 EL gehacktes Basilikum
1 TL Butter
Salz, Pfeffer

- Die Eier mit Salz und Pfeffer verquirlen.
- Die Tomate mit kochendem Wasser überbrühen, enthäuten, entkernen und das Fruchtfleisch in Würfel schneiden.
- Die Butter erhitzen, die Zwiebelwürfel kurz darin andünsten, dann die Tomatenwürfel und die verquirlten Eier zugeben. Unter ständigem Rühren braten, zuletzt das Basilikum zugeben, kurz bevor die Eimasse stockt. Sofort servieren.

Rettich-Paprika-Salat

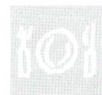

1/2 weißer Rettich
1 rote Paprikaschote
75 g Naturjoghurt
1 EL Zitronensaft
Salz, Pfeffer
2 EL Schnittlauchröllchen

- Den Rettich schälen und quer in sehr dünne Scheiben hobeln. Die Scheiben auf zwei Tellern auslegen und mit wenig Salz bestreuen.
- Die Paprikaschote entkernen, in kleine Würfel schneiden und auf dem Rettich verteilen.
- Aus Joghurt, Zitronensaft, Salz und Pfeffer eine Sauce bereiten und über den Salat gießen. Mit dem Schnittlauch bestreut servieren.

Würzige Tomatenmilch

150 ml Tomatensaft
150 ml Milch
1/2 TL geriebener Meerrettich
Salz, Pfeffer

- Alles im Mixer durchmischen und gut gekühlt servieren.

Gefüllte Zwiebeln

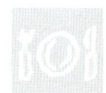

2 große Gemüsezwiebeln à 300 bis 400 g
1 kleine Dose Tomaten in Stücken (400 g)
1 EL gehackter Thymian
2 dünne Scheiben gekochter Schinken
50 g mittelalter Gouda, grob geraspelt
Salz, Pfeffer

- Die Zwiebeln schälen. In kochendem Salzwasser 15 Minuten kochen lassen. Abtropfen lassen, einen Deckel abschneiden und das Innere der Zwiebeln bis auf eine 1 cm dicke Wand herauslösen.

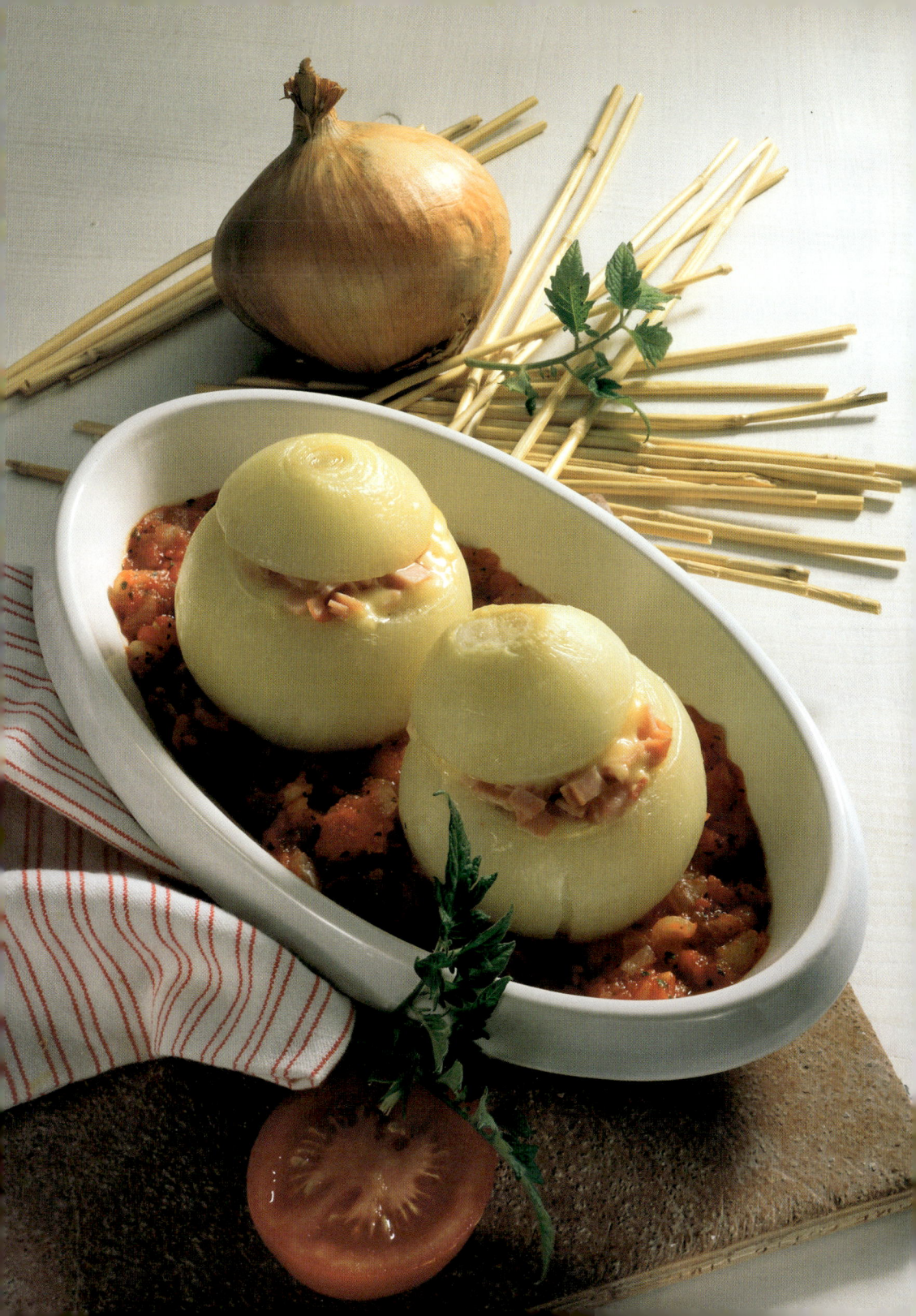

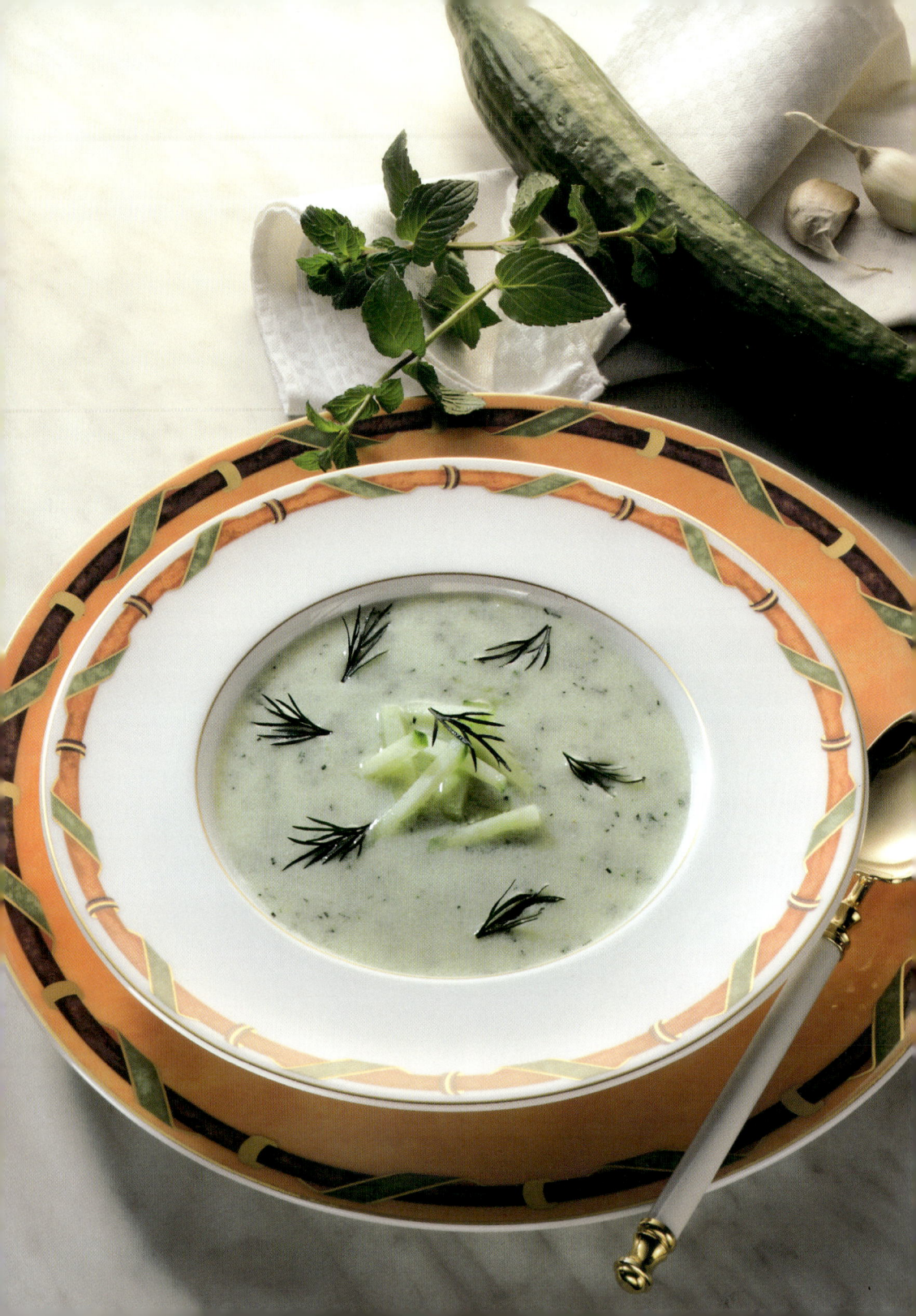

■ Das Innere grob hacken und mit den Tomaten und dem Thymian offen einkochen lassen. Dann mit Salz und Pfeffer würzen.

■ Je 2 EL des Tomatenpürees in jede Zwiebel füllen. Den Schinken in kleine Würfel schneiden und mit dem Käse in die Zwiebeln füllen. Den abgeschnittenen Deckel darauf setzen.

■ Das restliche Tomatenpüree zusammen mit den Zwiebeln in eine feuerfeste Form geben und im vorgeheizten Backofen bei 180 Grad 35 Minuten backen.

■ Dazu paßt Vollkornreis (siehe Seite 43).

Kalte Gurkensuppe

1 kleine Salatgurke
300 ml Gemüsebrühe
150 g Naturjoghurt
1 EL Zitrone
2 EL Olivenöl
1 Knoblauchzehe, fein gehackt
1 TL gehackte Minze
2 EL gehackter Dill
Salz, Pfeffer

■ Die Gurke schälen, der Länge nach halbieren und die Kerne mit einem Löffel entfernen.

■ Das Gurkenfleisch in kleine Stücke schneiden und mit der Gemüsebrühe im Mixer fein pürieren. Die übrigen Zutaten unterrühren und abschmecken.

■ Die Suppe zwei Stunden gut kühlen, nochmals abschmecken und dann servieren.

Salat mit Mozzarella

1/2 Eichblattsalat
1/2 Bund Rauke
1 rote Paprikaschote
1 große Karotte
1 Mozzarella
3 EL Essig
3 EL Olivenöl
Salz, Pfeffer

■ Den Salat in Stücke zerpflücken und waschen. Die Rauke in Streifen schneiden.

■ Die Paprikaschote entkernen und in Würfel zerteilen. Die Karotte säubern und grob raspeln.

■ Den Mozzarellakäse in 1 x 1 cm große Würfel schneiden.

■ Aus Essig, Öl, Salz und Pfeffer eine Marinade bereiten. Die Salatzutaten (bis auf den Käse) mischen und in der Marinade anmachen. Abtropfen lassen und auf zwei Tellern verteilen.

■ Die Mozzarellawürfel in der restlichen Marinade wenden und über dem Salat verteilen.

■ Mit frisch gemahlenem Pfeffer bestreuen und mit Vollkornbrot servieren.

25. Tag

Frühstücksmüsli

(siehe 1. Tag)

Karottenkefir

200 g Kefir
100 ml Karottensaft
100 ml Tomatensaft
1 Messerspitze Meerrettich
Salz, Pfeffer

■ Kefir, Karotten- und Tomatensaft verrühren und würzig abschmecken.

Feldsalat mit Austernpilzen

100 g Feldsalat
200 g Austernpilze
2 EL Petersilie, fein gehackt
1 EL Öl
4 EL Sahne
1 EL Zitronensaft
1 kleine Knoblauchzehe, fein gehackt
Salz, Pfeffer

■ Den Feldsalat gründlich putzen und waschen.
■ Die gesäuberten Austernpilze (nicht waschen!) in schmale Streifen schneiden. Das Öl erhitzen und die Austernpilze knusprig braten. Zuletzt mit der Petersilie bestreuen und mit Pfeffer und Salz würzen.
■ Aus der Sahne, dem Zitronensaft, Knoblauch, Salz und Pfeffer eine Marinade rühren und mit dem Feldsalat vermischen.
■ Den Salat mit den noch lauwarmen Austernpilzen auf zwei Tellern anrichten und sofort servieren.

Tip

Der wichtige Pilzfeind Sauerkraut wird beim heutigen Mittagessen auf ungewöhnliche Art mit Fisch kombiniert. Sie sollten jedoch Ihre Skepsis überwinden: Das Rezept wurde dem Lieblingsgericht von König Ludwig II. von Bayern nachempfunden. Lediglich auf den Weißwein im Originalrezept wurde mit Rücksicht auf die Grundregeln der Anti-Pilz-Diät verzichtet. Verwenden Sie am besten das rohe, milde Sauerkraut aus dem Bioladen oder Reformhaus. Probieren Sie das Rezept – dann werden auch Sie die Vorliebe von König Ludwig verstehen können!

Fischtopf mit Sauerkraut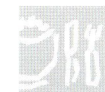

400 g Kabeljaufilet
1 EL Zitronensaft
2 Zwiebeln, kleingehackt
70 g durchwachsener Speck
250 g frisches, rohes Sauerkraut
etwa 250 ml Gemüsebrühe
1 Lorbeerblatt
Pfeffer
2 EL Crème fraîche

■ Das Fischfilet in sehr breite Streifen schneiden und mit dem Zitronensaft beträufeln.
■ Den Speck in Würfel schneiden und zusammen mit den Zwiebeln in einer beschichteten Pfanne anbraten, bis die Zwiebeln knapp glasig sind.
■ Die Gemüsebrühe in einem schweren Topf erhitzen, die Hälfte des Sauerkrauts mit dem Lorbeerblatt hineingeben.
■ Lagenweise nun die Speck-Zwiebel-Mischung, die Fischstücke, etwas frischgemahlenen Pfeffer und zuletzt das restliche Sauerkraut einfüllen.
■ Zuletzt die Crème fraîche darüber verteilen und den Topf zudecken.
■ Im vorgeheizten Backofen bei 180 Grad etwa 40 Minuten backen.
■ Als Beilage gibt es je 2 Pellkartoffeln pro Person.

Geflügelsalat

250 g Hähnchenbrustfilet (ohne Knochen)
150 g Egerlinge
1 Knoblauchzehe, fein gehackt
2 EL Öl
1/3 Kopf Eisbergsalat
4 Stangen Staudensellerie
2 Tomaten
1/2 Bund Rauke
1/2 Becher Dickmilch
2 – 3 EL Zitronensaft
Salz, Pfeffer, Milchzucker

■ Das Hähnchenfleisch in fingerbreite Streifen schneiden.
■ Die Pilze säubern, waschen und in dünne Scheiben schneiden. Den Salat in Stücke zerpflücken.
■ Die Selleriestangen in schmale Scheiben schneiden. Die Tomaten achteln. Die Rauke in schmale Streifen schneiden.
■ Für die Salatsauce die Dickmilch mit dem Zitronensaft, Salz, Pfeffer und Milchzucker verrühren und abschmecken.
■ Eissalat, Sellerie und Tomaten mit der Salatsauce anmachen.
■ 1 EL Öl in einer Pfanne erhitzen und das Hähnchenfleisch von allen Seiten gar braten.
■ In einer zweiten Pfanne im restlichen Öl die Pilze mit der Knoblauchzehe unter Rühren braten. Die Pilze mit den garen Hähnchenstreifen und der Rauke mischen und mit Salz und Pfeffer würzen.
■ Die Salatzutaten auf zwei Teller verteilen, die warme Hähnchen-Pilz-Mischung darüber verteilen und sofort servieren.
■ Dazu Roggenvollkornbrot reichen.

Möhrenquark

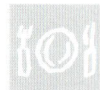

2 Möhren
2 EL Zitronensaft
200 g Quark
4 EL Milch
Milchzucker
1 Prise Zimt
1 EL gehackte Haselnüsse

■ Die Möhren säubern, in sehr kleine Würfel schneiden und mit dem Zitronensaft beträufeln. Zusammen mit 5 EL Wasser zugedeckt bei schwacher Hitze weich dünsten.
■ Die garen Karotten mit dem Quark, der Milch, Milchzucker und Zimt vermischen und süß abschmecken. Mit den Haselnüssen bestreut servieren.

Haselnußmilch

300 ml kalte Milch
4 – 5 TL ungesüßtes Haselnußmus
Süßstoff

■ Milch und Haselnußmus im Mixer verquirlen und nach Geschmack süßen.

Kalte Gemüsesuppe

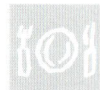

1/3 Salatgurke
250 g reife Tomaten
1/2 grüne Paprikaschote
1/2 Zwiebel, fein gehackt
1 große Knoblauchzehe, fein gehackt
125 ml kalte Gemüsebrühe
2 EL Olivenöl
1 – 2 EL Essig
Salz, Pfeffer

■ Die Gurke schälen und in kleine Stücke schneiden.
■ Die Tomaten mit kochendem Wasser überbrühen, enthäuten und in kleine Stücke schneiden, ebenso die entkernte Paprikaschote.
■ Das Gemüse zusammen mit der Zwiebel, dem Knoblauch, der Gemüsebrühe und den Gewürzen im Mixer fein pürieren und würzig abschmecken.
■ Die Suppe im Kühlschrank mindestens 2 Stunden gut durchkühlen lassen.

Lamm-Gemüse-Spieße

400 g Lammfleisch aus der Keule
   (ohne Knochen)
je 1 rote und grüne Paprikaschote
8 Schalotten

Marinade:
1 Zwiebel, dünne Ringe
2 Lorbeerblätter
Saft 1/2 Zitrone

3 EL Olivenöl
1 TL Thymian
Pfeffer

- Das Fleisch in 3 x 3 cm große Würfel schneiden.
- Für die Marinade alle Zutaten vermengen und das Fleisch darin 5 Stunden im Kühlschrank ziehen lassen.
- Die Paprikaschoten entkernen und in Quadrate von 3 x 3 cm schneiden.
- Die Schalotten abziehen und halbieren.
- Das Fleisch aus der Marinade nehmen und abtropfen lassen. Abwechselnd mit dem Gemüse auf Spieße stecken. Unter häufigem Wenden in etwa 12 bis 15 Min. gar grillen.
- Dazu paßt Joghurt, den man mit Knoblauch, Salz und Pfeffer würzt, sowie Bratkartoffeln (aus 4 Kartoffeln).

Sellerie-Karotten-Rohkost

3 Stangen Staudensellerie
1 große Karotte
1 EL Essig
1 Olivenöl
4 EL Naturjoghurt
Salz, Pfeffer
2 EL Schnittlauchröllchen

- Die Selleriestangen in dünne Scheiben schneiden. Die Karotte säubern und grob raspeln.
- Aus den restlichen Zutaten eine Marinade bereiten und mit der Rohkost vermischen.

Krabbensalat

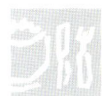

150 g Krabben
50 g Egerlinge
3 EL Zitronensaft
1 reife Avocado
1 Schalotte, fein gehackt
3 EL Crème fraîche
1 TL frisch geriebener Meerrettich
Salz, Pfeffer, Milchzucker
2 EL gehackter Dill
1 Chicorée

- Die Pilze säubern, in feine Scheiben schneiden und mit 1 EL Zitronensaft vermischen.
- Die Avocado halbieren, den Kern entfernen, schälen und in Würfel zerteilen. Sofort mit 1 EL Zitronensaft vermischen, um ein Braunwerden zu verhindern.
- Für die Sauce die Crème fraîche mit dem restlichen Zitronensaft, Meerrettich, Salz, Pfeffer, etwas Milchzucker und Dill verrühren.
- Die Krabben, Pilze, Avocado- und Schalottenwürfel mit der Sauce locker vermischen, etwas durchziehen lassen und abschmecken.
- Den bitteren Strunk vom Chicorée keilförmig herausschneiden. Die Blätter einzeln ablösen, waschen und auf 2 Tellern auslegen. Den Krabbensalat darauf anrichten.

Räucherlachsbrote

80 g Räucherlachs in Scheiben
40 g Doppelrahmfrischkäse
1/2 Beet Kresse
1 kleine Zwiebel
2 Scheiben Roggenvollkornbrot

■ Die Brotscheiben mit dem Frischkäse bestreichen. Die Kresse waschen und auf den Broten verteilen.
■ Die Brote mit den Lachsscheiben belegen.
■ Die Zwiebel schälen, in feine Ringe schneiden und auf dem Lachs auslegen.

Radieschenkefir

250 g Kefir
8 Radieschen
1 TL Zitronensaft
Salz, Pfeffer

■ Die Radieschen säubern und in sehr kleine Würfel schneiden.
■ Zusammen mit dem Kefir und dem Zitronensaft im Mixer pürieren und mit Salz und Pfeffer abschmecken.

Brunnenkressesalat

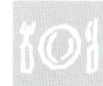

100 g Brunnenkresse
1 kleiner Radicchio
2 Tomaten
2 EL Essig
2 EL Olivenöl
1 kleine Zwiebel, fein gehackt
1 TL scharfer Senf
Salz, Pfeffer

■ Die Brunnenkresse und den Radicchio in mundgerechte Stücke zerteilen. Die Tomaten achteln.
■ Die restlichen Zutaten zur Marinade verrühren und mit dem Salat vermischen.

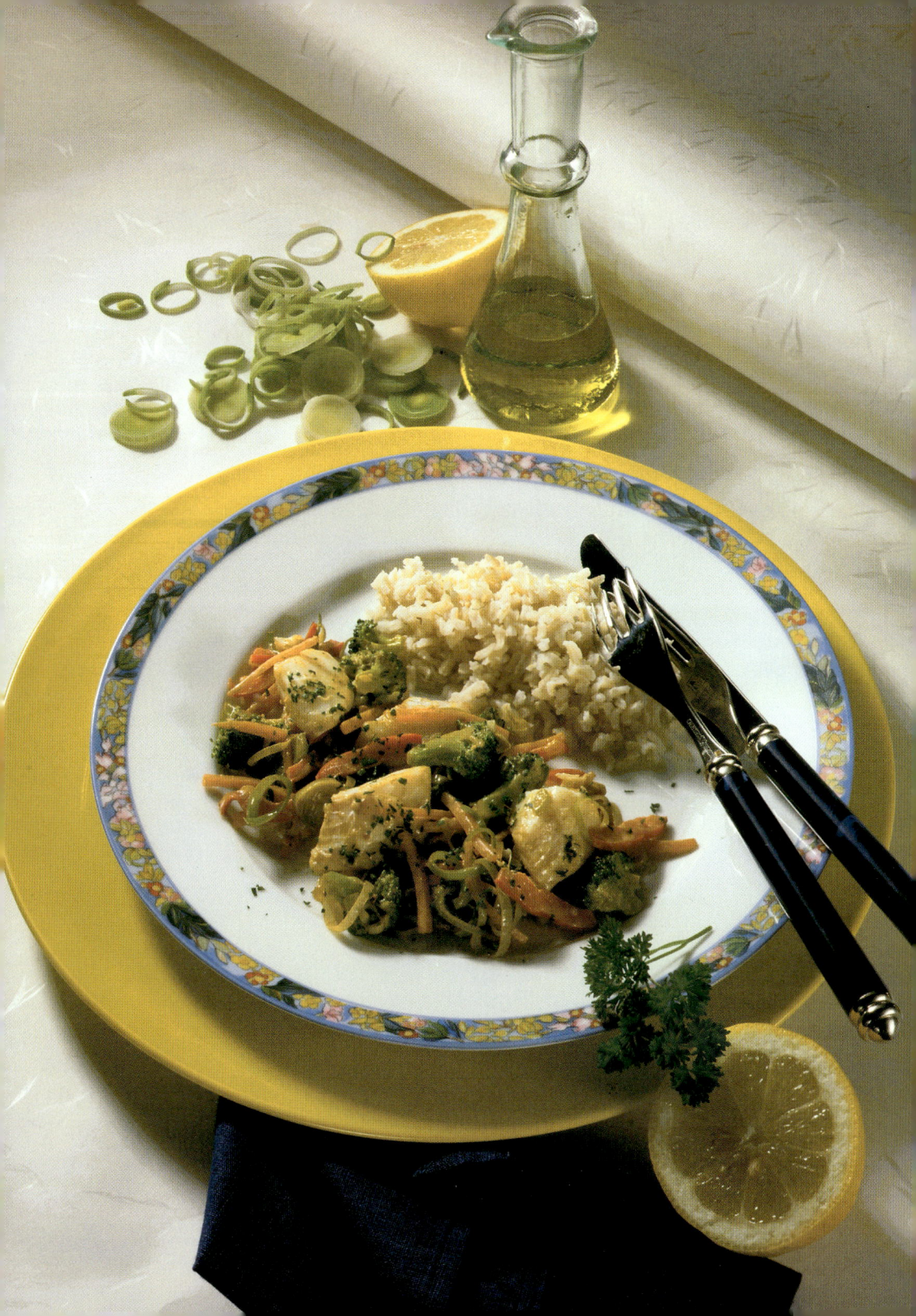

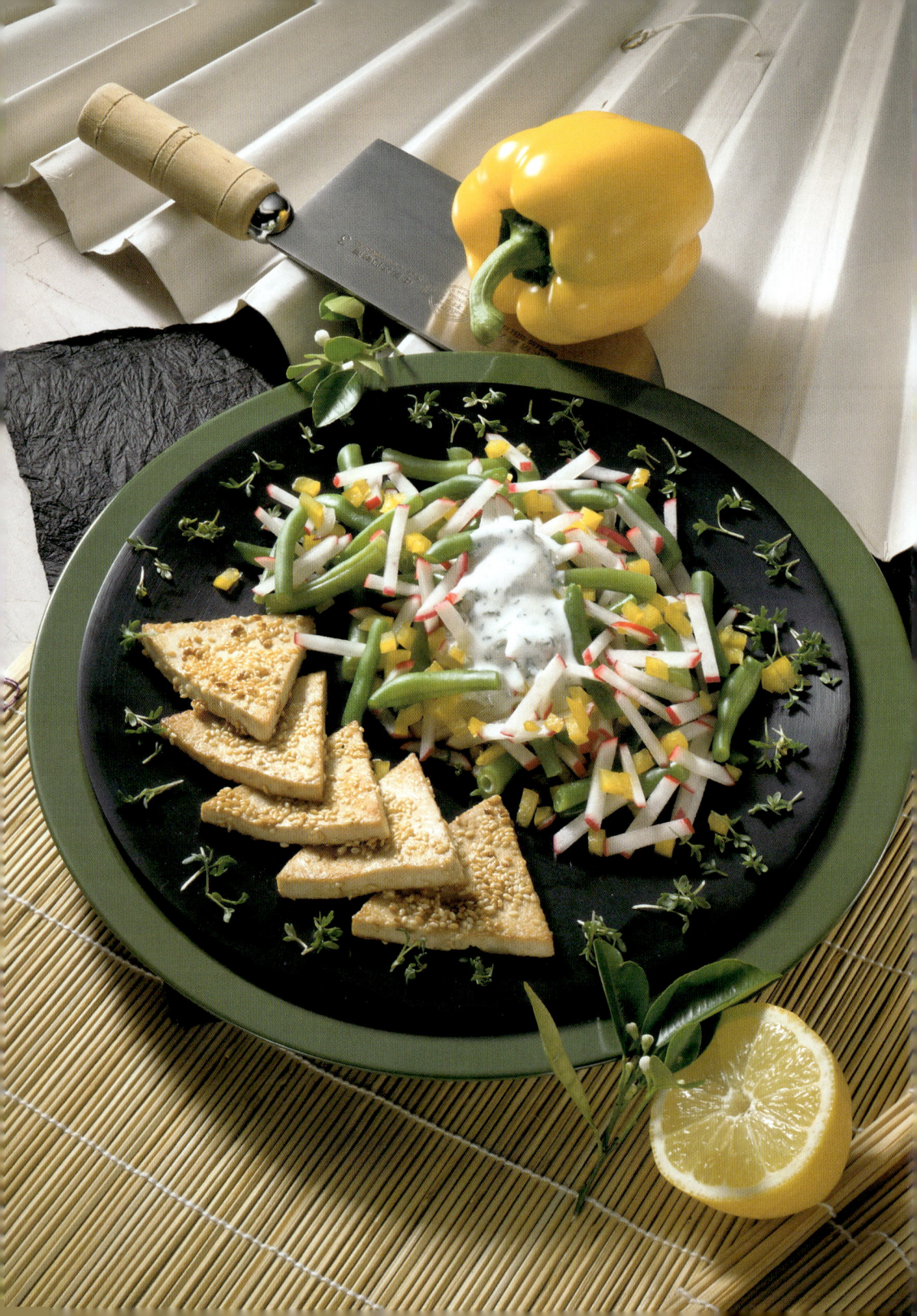

Fischpfanne

350 g Kabeljaufilet
1 EL Zitronensaft
150 g Brokkoli
1 große Möhre
1 Stange Lauch
1 kleine rote Paprikaschote
1 Knoblauchzehe, fein gehackt
3 EL Öl
3 EL Sojasauce (zuckerfrei)
1 EL Curry
Cayennepfeffer
2 EL Crème fraîche
2 EL gehackte Petersilie

■ Das Fischfilet in große Würfel schneiden und mit dem Zitronensaft beträufeln. Den Brokkoli in kleine Röschen zerteilen. Die Möhre in dünne Stifte schneiden.
■ Den Lauch in schmale Ringe schneiden. Die Paprikaschote entkernen, in schmale Streifen schneiden.
■ 2 EL Öl erhitzen, die Brokkoliröschen und die Möhrenstifte unter ständigem Rühren 5 Minuten anbraten.
■ Die Lauchringe, Paprikastreifen und den Knoblauch dazugeben und weiter unter Rühren 5 Minuten braten.
■ Gleichzeitig in einer zweiten Pfanne das restliche Öl erhitzen und die Fischwürfel darin von allen Seiten braten. Zum Gemüse geben.
■ Mit Sojasauce, Curry, einer Prise Cayennepfeffer würzen, die Crème fraîche einrühren und abschmecken. Zuletzt die Petersilie darüberstreuen und servieren.
■ Als Beilage Vollkornreis (siehe Seite 43) reichen.

Gemüsesalat mit Tofu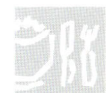

200 g Tofu
2 EL Sojasauce (zuckerfrei)
2 EL Sesamsamen
1 EL Öl
250 g grüne Bohnen
1 Stengel Bohnenkraut
1 Bund Radieschen
1 gelbe Paprikaschote
1/2 Beet Kresse
150 g Sahnedickmilch
2 EL Milch
2 TL Zitronensaft
Salz, Pfeffer

■ Den Tofu in dünne Scheiben schneiden, diagonal halbieren und in der Sojasauce 1/2 Stunde marinieren.
■ Die Bohnen putzen, in fingerlange Stücke schneiden und in leicht gesalzenem Wasser zusammen mit dem Bohnenkraut in 15 bis 20 Minuten bißfest garen, dann abgießen und auskühlen lassen.
■ Die Radieschen in dünne Streifen schneiden. Die Paprikaschote entkernen und in kleine Würfel schneiden.
■ Den Tofu mit dem Sesam bestreuen. Das Öl erhitzen und die Tofuscheiben von jeder Seite 1 Minute braten, dann warmstellen.
■ Aus Dickmilch, Milch, Zitronensaft, Salz und Pfeffer eine Salatsauce rühren. Die Kresse fein hacken und zur Salatsauce geben.
■ Die Bohnen, Radieschen, Paprika und Tofuscheiben auf 2 Tellern anrichten. Die Sauce darüber gießen und mit einer Scheibe Roggenvollkornbrot servieren.

Pikantes Omelett

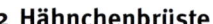

2 Tomaten
1 grüne Paprikaschote
1 kleine Zwiebel, fein gehackt
1 EL Öl
4 Eier
1 grüne Chilischote, fein gehackt
1 EL gehackte Petersilie
Salz, Pfeffer

▪ Die Tomaten mit kochendem Wasser überbrühen, enthäuten, entkernen und das Fruchtfleisch in kleine Stücke schneiden.
▪ Die Paprikaschote entkernen und in kleine Würfel schneiden.
▪ Die Zwiebelwürfel im Öl andünsten. Tomatenstücke, Paprikawürfel, Chilischote (wer es zum Frühstück noch nicht so scharf mag, läßt sie natürlich weg) und die Petersilie dazugeben, salzen und pfeffern und weichdünsten.
▪ Die Eier verquirlen und zwei Omeletts daraus backen. Die Gemüsefüllung daraufgeben, die Omeletts zusammenklappen und mit Knäckebrot servieren.

Fenchelcremesuppe

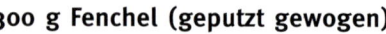

300 g Fenchel (geputzt gewogen)
1 Zwiebel, fein gehackt
1 TL Butter
500 ml Gemüsebrühe
2 EL Crème fraîche
1 Tomate, enthäutet, in kleinen Stücken
2 EL Pinienkerne
Salz, Pfeffer

▪ Den Fenchel in kleine Stücke zerteilen.
▪ Die Zwiebel in der heißen Butter goldgelb andünsten, den Fenchel dazugeben und die heiße Gemüsebrühe angießen. Aufkochen und bei mäßiger Hitze den Fenchel in 20 Minuten weich kochen. Den Fenchel fein pürieren und wieder erhitzen. Die Crème fraîche einrühren und mit Salz und Pfeffer abschmecken.
▪ Die Pinienkerne in einer beschichteten Pfanne ohne Fett anrösten.
▪ Die Tomatenwürfel in die Suppe geben und mit den Pinienkernen bestreut servieren.

Hähnchen mit Ratatouille

2 Hähnchenbrüste
1 kleine Aubergine
1 Zucchino
2 Zwiebeln
2 Knoblauchzehen, fein gehackt
1 gelbe Paprikaschote
3 Tomaten
je 1 Zweig Rosmarin, Thymian, Salbei
3 EL Öl
Salz, Pfeffer

▪ Die Aubergine in große Würfel schneiden, mit Salz bestreuen, beschweren und 30 Minuten den bitteren Saft ziehen lassen.
▪ Den Zucchino halbieren und in dicke Scheiben schneiden. Die Zwiebeln schälen und in Ringe schneiden.
▪ Die Paprikaschote entkernen und in Stücke zerteilen. Die Tomaten vierteln.
▪ Die Hähnchenteile waschen, trockentupfen und in 1 EL heißem Öl anbräunen. Warm stellen.

■ Das restliche Öl in einem Schmortopf erhitzen.

■ Die abgetropften Auberginenwürfel, Zucchinischeiben, Zwiebelringe und Paprikastücke unter Rühren anbraten. Knoblauch, Tomaten und die Kräuterzweige dazugeben und Salz und Pfeffer darüberstreuen.

■ Die Hähnchenteile darauflegen und zugedeckt in etwa 45 Minuten bei milder Hitze weich schmoren.

■ Vor dem Servieren den Deckel abnehmen und die Hähnchenteile mit der Hautseite nach oben unter dem Grill kurz bräunen.

Mandeleis

Für 4 Portionen:
2 Eier
170 g Dickmilch (3,5% Fett)
6 TL ungesüßtes Mandelmus (Bioladen)
1–2 TL Süßstoff
1 TL Zitronensaft
200 ml Schlagsahne
4 EL Mandelblättchen

■ Eier, Dickmilch und Mandelmus schaumig rühren.

■ Die Sahne steifschlagen und unterheben.

■ Die Mandelblättchen etwas zerdrücken und ohne Fett hellbraun anrösten. Abgekühlt mit der Eismasse vermischen und mit Süßstoff und Zitronensaft abschmecken (das fertige Eis schmeckt etwas weniger süß).

■ In der Eismaschine gefrieren lassen (oder in einer Schüssel im Gefrierschrank, dabei mehrmals gründlich mit einem Schneebesen durchrühren).

Geräucherte Lachsforelle mit Eichblattsalat

1 geräucherte Lachsforelle
80 ml Schlagsahne
1 Stück Meerrettich
Salz

Für den Salat:
1 kleiner Kopf Eichblattsalat
2 Frühlingszwiebeln
50 g Champignons
2 Stangen Staudensellerie
2 EL Pinienkerne
2 EL Essig
2 EL Olivenöl
Salz, Pfeffer

■ Die Lachsforelle enthäuten und entgräten. Die Forellenfilets auf 2 Tellern anrichten.

■ Die Sahne steif schlagen und mit frisch geriebenem Meerrettich und Salz abschmecken. Die Meerrettichsahne gesondert zu der Forelle reichen.

■ Den Eichblattsalat in Stücke zerteilen und waschen. Die geputzten Frühlingszwiebeln in Röllchen schneiden.

■ Die gesäuberten Champignons feinblättrig schneiden. Den Staudensellerie in schmale Scheiben zerteilen.

■ Die Pinienkerne in einer Pfanne ohne Fett goldbraun anrösten.

■ Für die Marinade den Essig, das Öl, Salz und Pfeffer verrühren und mit den Salatzutaten vermischen.

■ Zuletzt die Pinienkerne überstreuen und sofort zu der Forelle servieren.

■ Dazu Roggenvollkornbrot reichen.

Register

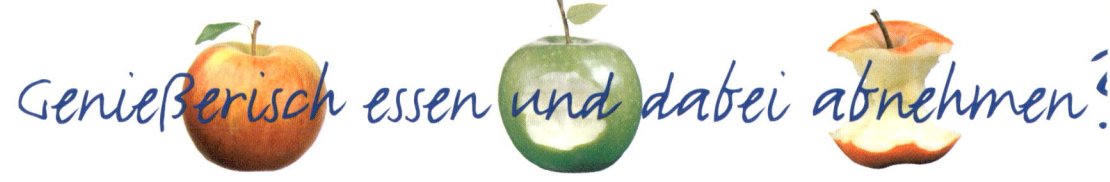

Genießerisch essen und dabei abnehmen?

Aber natürlich!

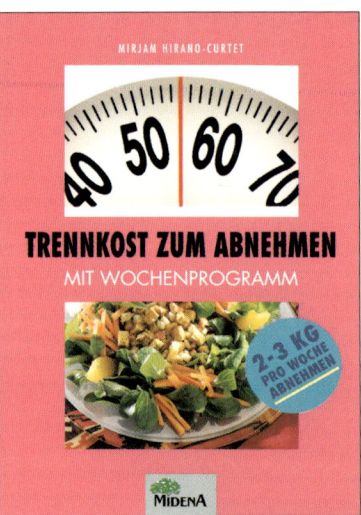

Mirjam
Hirano-Curtet
*Trennkost
zum
Abnehmen*
124 Seiten,
26 farbige
Foodbilder,
Tabellen,
Grafiken,
Gymnastik-
programm

ISBN 3-310-00217-9 ▶

TRENNKOST ZUM ABNEHMEN
MIT WOCHENPROGRAMM

2 - 3 KG PRO WOCHE ABNEHMEN

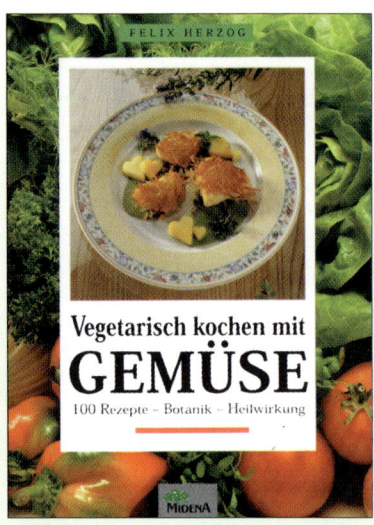

Felix Herzog
*Vegetarisch
kochen
mit Gemüse*
126 Seiten,
39 farbige
Foodbilder,
35 Gemüse-
bilder

◀ ISBN 3-310-00219

Vegetarisch kochen mit
GEMÜSE
100 Rezepte – Botanik – Heilwirkung

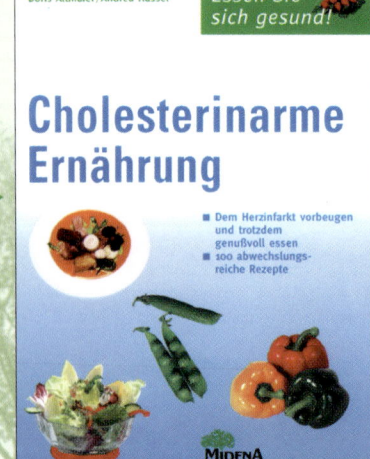

Doris Altmaier
Andrea Hassel
*Cholesterinarme
Ernährung*
128 Seiten,
30 Abbildungen

ISBN 3-310-00289-6 ▶

Essen Sie sich gesund!

Cholesterinarme Ernährung

■ Dem Herzinfarkt vorbeugen und trotzdem genußvoll essen
■ 100 abwechslungsreiche Rezepte

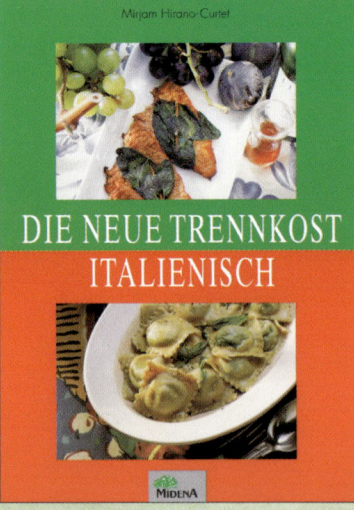

Mirjam
Hirano-Curtet
*Die neue
Trennkost
italienisch*
128 Seiten,
30 ganzseitige
farbige Food-
bilder,
32 Schmuck-
bilder, farbige
Grafiken,
Tabellen

◀ ISBN 3-310-00170

DIE NEUE TRENNKOST
ITALIENISCH

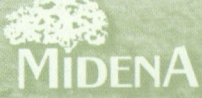

MIDENA